理学療法の基層

人間学としての思想に向き合うための 15 章

藤澤 宏幸 著

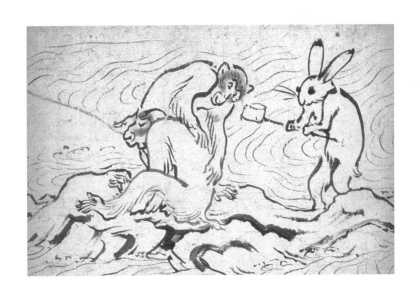

北樹出版

本扉:『鳥獣人物戯画』甲巻巻頭の一部、所蔵:栂尾山高山寺

『ある　ある　ある』

さわやかな
秋の朝

「タオル　取ってちょうだい」
「おーい」と答える
良人がある

「ハーイ」という
娘がおる

歯をみがく
義歯の取り外し
かおを洗う

短いけれど
指のない

まるい
つよい手が
何でもしてくれる

断端に骨のない
やわらかい腕もある
何でもしてくれる
短い手もある

ある　ある　ある

みんなある
さわやかな
秋の朝

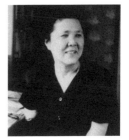

中村久子：こころの手足．春秋社．1971 より

目　　次

- 序章　人間学としての理学療法 …………………………………… *10*
- 第1章　理学療法の起源と歴史 …………………………………… *13*
  - (1) 欧米における理学療法の起源（革命の時代まで）(*13*)
  - (2) 日本における理学療法の起源（江戸時代まで）(*14*)
  - (3) 欧米における理学療法の発展（近代以降）(*15*)
  - (4) 日本における理学療法の発展（近代以降）(*17*)
  - (5) 理学療法のこころ (*19*)
- 第2章　理学療法士養成教育の歴史 ……………………………… *23*
  - (1) 欧米における養成の歴史 (*23*)
  - (2) 日本における養成の歴史 (*27*)
  - (3) 今後の日本における養成のあり方 (*29*)
- 第3章　理学療法と関連法規 ……………………………………… *33*
  - (1) 医療行為（法律用語では医行為）としての適法性 (*33*)
  - (2) 医療関連法規（医療職種）の構造——理学療法士及び作業療法士法の位置づけ (*34*)
  - (3) 理学療法士及び作業療法士法の要点 (*34*)
  - (4) 理学療法士の名称の使用について (*35*)
  - (5) 理学療法と作業療法の差異 (*36*)
  - (6) 関連職種の法律 (*37*)
- 第4章　リハビリテーションの思想 ……………………………… *39*
  - (1) リハビリテーションとは何か (*39*)
  - (2) 理学療法とリハビリテーションの出会い (*39*)
  - (3) 医学的リハビリテーションとは (*40*)
  - (4) 障碍者の歴史 (*41*)
  - (5) 障碍者の苦悩と迫害 (*44*)
  - (6) 第2次世界大戦後の障碍者の運動 (*45*)
  - (7) 戦後の言葉狩り——差別との関係において (*47*)
  - (8) 差別と平等 (*48*)

第5章 理学療法の学問体系と理学療法モデル……54
 (1) 理学療法の学問体系(54)
 (2) 理学療法モデル(55)
 (3) 理学療法の枠組みモデル——医療倫理学・人間学の視点から(56)
 (4) 推論モデル(57)
 (5) 治療モデル——医学モデルと障碍モデル(59)

第6章 理学療法の実践……66
 (1) 理学療法の流れ(66)
 (2) EBPTの実践(68)
 (3) 専門職の権威(69)
 (4) 理学療法士のイメージとモデル(69)
 (5) ラポートの構築(70)
 (6) 動機づけ(70)

第7章 障碍受容……73
 (1) 障碍受容とは何か(73)
 (2) 障碍受容のステージ理論(73)
 (3) 障碍受容の再考(77)
 (4) パーソナル・スペースの侵害(77)
 (5) 希望・創造の重要性(78)
 (6) 死を見つめるこころ——死生学(79)

第8章 生きがいと働きがい……84
 (1) 生きがいとは何か(84)
 (2) あることと、持つこと(86)
 (3) 先人たちの言葉——より良く生きるために(86)
 (4) 劣等感がもたらすもの(87)
 (5) ポジティブ心理学におけるフローの概念(88)
 (6) マズローの教え——自己実現への道(88)
 (7) 理学療法と生きがい(89)

第9章 日本人の宗教観と文化……94
 (1) 日本神道と穢れ(94)
 (2) 仏教伝来と神仏習合(95)
 (3) 日本におけるキリスト教(96)

　　　　（4）言霊信仰（*98*）
　　　　（5）現代日本人の信仰と文化（*99*）
　　　　（6）寛容の精神（*101*）
　　　　（7）理学療法と宗教との関わり（*102*）

第10章　権利と義務 …………………………………………………… *108*
　　　　（1）自由（liberty）と権利（rights）（*108*）
　　　　（2）日本における自由民権運動（*110*）
　　　　（3）義務とは何か（*111*）
　　　　（4）日本人の義務の感覚（*112*）
　　　　（5）患者の権利（*113*）
　　　　（6）患者および障碍者の義務（役割）（*114*）
　　　　（7）職業上の倫理（*115*）

第11章　学ぶということ ……………………………………………… *120*
　　　　（1）学ぶということ（*120*）
　　　　（2）患者理解のための近現代史（*120*）
　　　　（3）学ぶために大切なこと（*121*）
　　　　（4）医療従事者としての基本的態度（*123*）
　　　　（5）キャリアデザイン（熟達者エキスパートを目指して）（*124*）
　　　　（6）日本の組織の特徴と人望（*126*）

第12章　理学療法と研究 ……………………………………………… *131*
　　　　（1）臨床理学療法における治療――症例報告の重要性（*131*）
　　　　（2）科学と科学哲学（*131*）
　　　　（3）帰納法の問題点とポパーによる克服（*134*）
　　　　（4）仮説演繹法（*135*）
　　　　（5）説明モデル（科学的説明）（*137*）
　　　　（6）操作的定義――何によって測定するのか（*138*）
　　　　（7）理学療法に求められる研究（*138*）

第13章　理学療法士の役割とチーム医療 ……………………………… *141*
　　　　（1）不安の心理と道案内人（*141*）
　　　　（2）日本人の病いの感覚と不安（*142*）
　　　　（3）チーム医療のなかの理学療法士（*144*）

第14章　医療制度 ·· 150
　(1) 日本の医療制度の特徴（150）
　(2) イギリスの医療制度（151）
　(3) アメリカの医療制度（151）
　(4) 医療を経済から考える（153）
　(5) 日本の医療制度の歴史（154）
　(6) 現在の社会保険制度の姿（155）
　(7) 診療報酬（156）

第15章　理学療法の未来 ·· 164
　(1) 理学療法の職域（164）
　(2) 社会の要請にこたえるために——理学療法の広がり（165）
　(3) 造り変える力をこれからの理学療法に（167）
　(4) 世界における役割——WCPTとの関係、JICA（168）

資料集（抜粋） ·· 171
関連法規（抜粋） ·· 189
ICIDH 国際障害分類 ·· 205
ICF 国際生活機能分類 ·· 209
おわりに〜心ある医療人になるために〜 ························ 216
索　　引 ·· 215

┌─ 資料一覧 ──────────────────────
│ 1. 砂原茂一：リハビリテーション（172）
│ 2. 真壁伍郎：忘れられた女神 ヒュギエイア——医療は何をめざすのか（172）
│ 3. 滝口仲秋：立てない・座れない・歩けなくなって（174）
│ 4. キュルケゴール：死に至る病（174）
│ 5. 神谷美恵子：生きがいについて（175）
│ 6. エーリッヒ・フロム：生きるということ（176）
│ 7. アラン：幸福論（177）
│ 8. 三木清：人生論ノート（177）
│ 9. ショーペンハウアー：幸福について——人生論（178）
│ 10. 山折哲雄：近代日本人の宗教意識（179）
│ 11. ルース・ベネディクト：菊と刀（180）

- 12. 新渡戸稲造：武士道（*181*）
- 13. 夏目漱石：私の個人主義（*181*）
- 14. 梅棹忠夫：知的生産の技術（*182*）
- 15. サミュエル・スマイルズ：自助論（*183*）
- 16. 寺田寅彦：科学者とあたま（*183*）
- 17. クロード・ベルナール：実験医学序説（*185*）
- 18. 多田富雄：診療報酬改定 リハビリ中止は死の宣告（*185*）
- 19. 司馬遼太郎：二十一世紀に生きる君たちへ（*186*）

Coffee break

1. 文明と文化（21）　2. 福祉国家の光と影（52）　3. イイコイズム（82）　4. 人間とは何か（92）　5. キリスト教の精神と資本主義（106）　6. 動物の権利（118）　7. 食の感覚（129）　8. 高齢者の性（148）　9. 医療の危機（162）

理学療法の基層

人間学としての思想に向き合うための15章

序章

人間学としての理学療法

> "理学療法は人間学を基礎とした治療法であり、その学問的体系が理学療法学である"

人間学とは「人とは何か、人はいかに生きるべきか」を問う学問です。人は生まれながらにして死ぬ運命にあり、その大変さを「生老病死」[1) 2)]という言葉で表してきました。それでも、いつまでも若々しく長生きしたいというのは古今東西、変わらぬ願いです。古くはルーカス・クラナッハ（1472-1553）が"若返りの泉（図序-1）"を描き、日本にも湧水の神秘的な力についての民話が数多くあることを小泉八雲（ラフカディオ・ハーン）が紹介しました[3]。しかし、ジョナサン・スウィフト（1667-1745）が書いたガリヴァー旅行記[4]のラグナグという国では、不死人間が記憶を失い、哀れな生活を送っていることが描かれ、不老不死、不老長寿が決して幸せにつながらないことを暗示しています。私たちにとって老いることや死ぬことが不幸なわけではないのです。避けられない死を前提に、今何が大切なのかを考え、日々を前向きに生きることが我々にとって大事なのです（死生学）[5)-9)]。

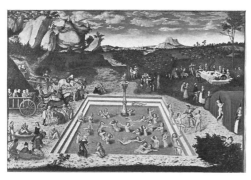

図序-1. 若返りの泉（ルーカス・クラナッハ作、ベルリン美術館所蔵）

人はいかに生きるべきか第2次世界大戦中のナチスドイツによるユダヤ人迫害を生き

延びた２人の思想家によって重要な提言がなされています。ハンナ・アレント[10]は、蛮行を行った人もまた人間であるということに衝撃を受け、人らしい生き方とは何かを思索しました。そのエッセンスとして、「思考」と「生産的な仕事に徹する」ことが重要であるというメッセージを残したのです。一方、ヴィクトール・フランクル[11)-13)]はアウシュビッツ収容所から生還したのち、精神科医としてロゴテラピーを提唱しました。苦悩するのは人の本質であるが、そもそも「生きる意味があるのか」という答えのない問いを発して自分を苦しめるのではなく、人生においては「どのように生きるか」が問われているのであり、その答えを見つけてゆくことが重要であると説きました。

さて、理学療法の特徴の一つに、患者さんと多くの時間を共有することがあげられます。時間を共有することの重要性は『星の王子さま』にも描かれています。星の王子さま[14]は新しい星でキツネに友だちになってくれないかと頼みますが、キツネは「アプリヴォワゼ（馴染み）」でないからだめだと言います。そして、星の王子さまが自分の星で育てていたバラがなぜ大切であったのかというと、毎日毎日水をあげ、それにかけた時間がそう思わせたと諭すのです。時間を共有するということは何にもまして大切なことです。ましてや、障碍[注1]に適応しようと悪戦苦闘する患者にとっては、その時間は幾倍に感じることかわかりません。また、理学療法は基本的に患者さんの協力なしには成り立たない、一人称複数の治療です。治療が終わったときには、「私たちの治療は終わった」というのが実感なのです。それだけ、密に時間を共有していることでしょうし、そのことが理学療法を進めるうえで欠かせない条件でもあります。

本書では、各章において「理学療法とは何か」を人間学の視点で考えてもらうため

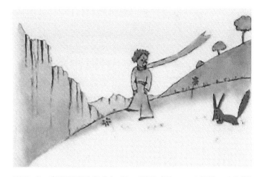

図序-2.『星の王子さま』の一場面（サン＝テグジュペリ作）

に、テーマに沿った問いかけをしております。ただし、正解があるわけではありませんので、自分自身で考えることが重要です。内容を読み進めるなかで、じっくりと理学療法について考える機会になれば幸いです。

【注】
(1) 本書では法律用語または引用文でないかぎり、"しょうがい"を"障碍"と表記する。昭和の当用漢字、常用漢字制定によって碍が害に変更されて用いられるようになったものであり、碍には否定的な意味はなかった。

【文献】
1) 中村元：ブッダのことば――スッタニパータ．岩波書店．1958．
2) 松原泰三：般若心経入門 276文字が語る人生の知恵．祥伝社．2003．
3) 八雲会：改訂 新・小泉八雲暗唱読本（英語・日本語対訳版）．八雲会．2009．
4) ジョナサン・スウィフト著，平井正穂訳：ガリヴァー旅記．岩波書店．1980．
5) 清水哲郎監修：どう生き，どう死ぬか――現場から考える死生学．弓箭書院．2009．
6) アルフォンス・デーケン：ユーモアは老いと死の妙薬（死生学のすすめ）．講談社．1995．
7) 山本俊一：死生学のすすめ．医学書院．1992．
8) 島薗進，竹内整一編：死生学〔1〕死生学とは何か．東京大学出版会．2008．
9) 熊野純彦，下田正弘編：死生学〔2〕死と他界が照らす生．東京大学出版会．2008．
10) ハンナ・アレント著，志水速雄訳：人間の条件．筑摩書房．1994．
11) ヴィクトール・エミール・フランクル著，霜山徳爾訳：夜と霧 ドイツ強制収容所の体験記録．みすず書房．1961．
12) ヴィクトール・エミール・フランクル著，霜山徳爾訳：死と愛 実存分析入門．みすず書房．1957．
13) ヴィクトール・エミール・フランクル著，山田邦男・松田美佳訳：それでも人生にイエスと言う．春秋社．1993．
14) アントワーヌ・ド・サン＝テグジュペリ：星の王子さま．岩波書店．1962．

理学療法の起源と歴史 01

> 考えてみよう：理学療法はどのように発展してきたのだろうか？　日本と他国は同じなのか？

1 欧米における理学療法の起源（革命の時代まで）

　理学療法は物理療法を起源として世界の各地で古くから行われてきました。そのなかでも特に重要であったのが水治療です。水は生命の源であり、そこに癒しの力を感じること[1]は自然なことだと思います。

　古代文明における最古の浴場はインダス文明でみられ、クレタ島からはギリシャ、ミケア文化時代の浴槽の遺跡が出てきます[2]。そして、最も入浴を愛したのはローマ帝国です。

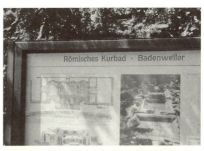

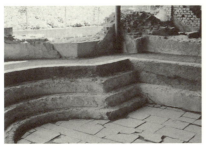
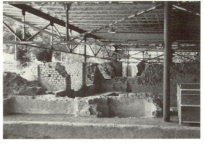

図1-1．ドイツ・バーデンヴァイラー（Badenwiler）のローマ浴場遺跡（著者撮影）

13

ローマ帝国においては、支配地域を拡大するたびにローマ浴場をつくり（図1-1）、市民の娯楽の場を提供するとともに、戦傷者の機能回復にも利用しました[3]。

一方、中世ヨーロッパにおいては水環境の悪化から伝染病が流行し、入浴の習慣が廃れました[4]。下水道の普及も遅れ、道路に汚物が散乱するなど不衛生な環境であり、ペストなどの流行の一因にもなっていたほどです[5]。靴の文化が発達したことも、そのような環境を考えればうなずけます[6]。

ルネサンス以降、水浴は外傷や病気の治療に役立つことが再認識されるようになりました。イギリスでは18世紀初頭にフロヤー（Floyer）がバス（Bath）、ブリストル（Bristol）、ブライトン（Brighton）に温泉療養施設を整備し水治療法が普及し始めたのです。また、イギリス理学療法士協会（The Chartered Society of Physiotherapy）が設立された当時、水治療法（hydrotherapy）が理学療法の中心的な治療手段であったことはよく知られています[7]。

一方、大陸側では19世紀初頭に農民であったプリースニッツ（Priessnitz）が冷水を用いた水治療施設を創設し、シュロス（Schroth）の食事療法とともに自然療法と呼ばれました。その後、牧師であったクナイプ（Kneipp）が水治療法とハーブを組み合わせた体系をつくり、現在でもドイツを中心として約660のクナイプ協会（Kneippvereinen）が同盟（Kniepp-Bunt）を結んで活動を続けています。ドイツ医学会としては1878年には温泉治療学の部会が誕生し、現在の発展に至っているのです[7]。

2 日本における理学療法の起源（江戸時代まで）

日本でも古代より水浴を治療に用いてきた歴史があり、出雲風土記[8]に玉造温泉の効用が記載されています。すなわち、「ここの川（玉造川）のほとりに温泉が出ている。……中略……。それで、男も女も老いも若きも、あるいは陸の街道や小路をぞろぞろ歩いて引きもきらず、……中略……。一度温泉に洗えばたちまち姿も貌もきりりと立派になり、再び浸ればたちまち万病ことごとく

消え去り。昔から今にいたるまで効験がないということはない。だから、世間では神の湯といっているのである」と効用の大きさが強調されています。

　奈良・平安時代には寺院による施浴（せよく）が東大寺などで施されていましたが、サウナのような蒸風呂が主流でした。一方で、湯に浸かってからだを洗うこともありました（洗湯）[9]。また平安時代には京都に町湯ができ、入浴料をとるようになり、まさに洗湯が銭湯になったのです。平家物語では平清盛が熱病にもだえ苦しんでいるとき、比叡山の千手井（せんじゅい）の水をくんだ浴槽に入る場面があるほどです[10]。また、天平文化の中心にいた光明皇后が施薬院を開き、また温室（浴室）で病気の人々の身を清めたとされています[11][12]。さらに、鎌倉時代には東大寺が再建され、その際に浴槽が鉄製となり、五右衛門風呂（直焚き）の原型となりました[13]。

　戦国時代には、武将が温泉治療（湯治）をしていたことが知られています。長野や山梨に伝えられる「信玄のかくし湯」はその代表です。江戸時代になり、天正15年（1591）伊勢の与一という男が銭瓶橋（ぜにかめばし）のほとりに銭湯風呂を始めたと慶長見聞集にあります[13]。その頃は、蒸風呂で、町民が湯に入るようになるのは後のことでした。江戸の埃はひどく、人々は毎日入浴（湯あみ）する習慣があったとされています。貝原益軒は養生訓（1713年頃）[14]で「熱湯に浴するは害あり。湯あさくして、熱からざるに入り、早く浴しやめてあたため過ごさざれば害なし」と、温浴の薦めと、湯あたりの防止について述べています。

3　欧米における理学療法の発展（近代以降）

　近代以降において、西洋の理学療法を発展させた要因としてはポリオと戦争をあげることができます。そのなかで運動療法が物理療法と並んで発展してきました。特に、アメリカでは退役軍人省があり、退役軍人保健局によって職業リハビリテーションのサービスが提供されています。

　専門職としての理学療法士の誕生は、スウェーデンで"Father of Swedish Gymnastics"と呼ばれる Per Henrik Ling（1766-1839）に遡ることができま

す[15)][16)]。彼は1813年にRoyal Central Institute of Gymnastics（RCIG）を設立し、マッサージ、徒手療法、そして運動を組み合わせた治療を行うようになりました。スウェーデンでは理学療法士を"sjukgymnast＝sick-gymnast"と呼び、1887年に国家資格として認められました。すなわち、体育学から出発し、運動を活かして疾病に対する治療法（治療体操）を模索したということになります。余談ですが、理学療法士はイギリス・カナダ・オーストラリアではphysiotherapy、アメリカではphysical therapyと呼ばれています。

理学療法士の資格化はすぐに欧米諸国で追随して行われました[16)]。1894年にはイギリスでは4人の看護師が協会を立ち上げ、1913年にはニュージーランドのUniverity of Otagoで養成が開始され、アメリカでは1913年にオレゴン州PortlandのReed Collegeで"reconstruction aides"として養成が始まりました。

19世紀の終わりにはHeinrich Sebastian Frenkel（1860-1941）がPhysical Medicine and Rehabilitationの先駆者として登場しました[17)]。彼はスイスのドイツ国境付近に生まれ、1884年に医師となりました。その後、1887年には脊髄癆（神経梅毒）による失調症を呈する患者に出会い、運動療法の効果について検証を始めます。そして、1889年には協調性改善のための運動療法についての講義をドイツのDresdenで行いました。彼のもとには脳卒中の運動療法を体系化したRubens Hirschberg（1862-1920）が訪れて研修しています。

20世紀に入り、イギリスにおけるポリオ（小児麻痺）の集団発生と、二つの世界大戦での傷病兵治療のために運動療法が急速に発展しました。ポリオの流行はアメリカでも同様でした。整形外科医のRobert Williamson Lovett（1859-1924）は"*The treatment of infantile paralysis*"を1916年に発行し、そのなかで徒手筋力検査法を提案しました[18)]。さらには、評価に基づいた運動療法や装具療法などの治療法を提示したのです。また、Lovettとともに仕事をしていたWhilhelmine G. Wrightは1928年に詳細な筋の作用を記した"*Muscle function*"を刊行しました[19)]。その時代にはアメリカでは理学療法士の資格はありませんでしたが、まさに彼女の活躍はアメリカにおける理学療法士の幕開

けを物語っていました。そして、第1次世界大戦で欧州が体力を消耗するなか、学問の中心がアメリカへと移行してゆくのです。さらにアメリカ人として初めての理学療法士 Mary McMillan が登場し、彼女が中心となって米国理学療法士協会が設立されました[20]。

その後、医療の進歩や社会が豊かになるにつれて、疾病構図にも変化が生じてきます。脳卒中や脳性麻痺などの中枢神経麻痺に対するいわゆるファシリテーション・テクニックが数多く提案されました。Kabot や Voss らによる神経筋促通法（proprioceptive neuromuscular facilitation, PNF）、さらには Bobath 法、Brunstrom 法、Rood 法などの促通手技が中枢神経障碍に対する治療法の中心となる時代が訪れました。

第2次世界大戦後、理学療法の領域は運動器疾患や中枢神経疾患にとどまらず、平均寿命の伸長にともなう疾病構造の変化にあわせて、心疾患や呼吸疾患（内部障害）にまで広がりをみせています。

4 日本における理学療法の発展（近代以降）

近代以降におけるリハビリテーション医学と理学療法の黎明は身体障碍児対策にありました[21]。東京帝国大学整形外科学の教授であった高木憲次はドイツに留学して、身体障碍児の治療などに関する知識を得ました[22]。高木は身体障碍児を肢体不自由児と呼ぶことを提唱し、医学的治療のみならず職業を含めた教育の必要性を説きました。日本で初めての整肢療護園（現在は心身障害児総合医療療育センターの一施設として展開）を昭和17年東京に開設し、理事長として活躍しました。同じ頃には、日本体操学校（日本体育大学の前身）を卒業して教師となり、のちにマッサージ師の資格を取得して日本最初の身体障碍児施設である柏学園を創設した柏倉松蔵がおり、東京市立光明学校を開設（1932年）した東京帝国大学整形外科初代教授の田代義徳と協力関係にありました。以上の3名が先の大戦以前に肢体不自由児のリハビリテーション医療を推し進めたといえます。

一方、傷痍軍人に対しての政策として、日中戦争を契機に軍人援護対策としてリハビリテーション医療の提供が開始されました[23)][24)]。中心となったのは臨時東京第三陸軍病院であり、そこでは職業リハビリテーションも実施されていたのです。戦後、身体障害者福祉法の成立とともに、臨時東京第三陸軍病院跡地に国立身体障害者更生指導所が建てられ、現在の国立障害者リハビリテーションセンターにつながります。日本近代における理学療法は、小児医療と傷痍軍人に対するリハビリテーション医療のなかで胎動を始めたともいえるのです。

　さて、近代においても、有効な薬物療法が確立される以前には、水治療法は重要な治療法の一つでありました。昭和6年九州大学に温泉治療研究所（別府）が開設されたのを皮切りに、全国8大学に研究施設が設置され温泉療法（balneotherapy）の研究が進められたのです[25)]。温泉療法は温泉浴、理学療法（水治療法・物理療法・運動療法）、食事療法、気候療法を含む治療方法の総称とされております。また、現代の医学モデルが病因除去志向であるのに対して、温泉療法は刺激適応反応を利用した生体機能の変調および生体防衛能の強化を目的とする健康増進志向です[26)]。日本においてはリハビリテーション医療の本流として温泉療法があり、大規模なリハビリテーション施設も有名な温泉地を中心につくられました。

　近代以降の西洋での理学療法発展の要因としてポリオと戦争をあげましたが、日本においても第2次大戦後には、ポリオの流行（1950年、1960年）がありました。加えて高度経済成長にともなう労働災害が増え（図1-2）、理学療法への期待が高まってきたのです。そのため、全国にある労災病院は脊髄損傷患者や切断患者を多くみていた歴史があります。外傷によって障碍を有した方の社会復帰を支援してきたのです。

　リハビリテーション医療の必要性が社会的にも認知されるにともない、学会活動においても日本温泉気候物理医学会（昭和10年設立）から日本リハビリテーション医学会が独立するに至りました（昭和38年）。その後、リハビリテーション専門職である理学療法士および作業療法士の国家試験が昭和40年に実施され、本格的なリハビリテーション医療を提供できる環境が整備されたのです。

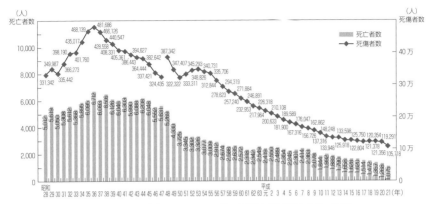

図 1-2. 厚生労働省のホームページから引用（労働災害統計の推移）

※死傷者数は昭和47年までは休業8日以上、昭和48年以降は休業4日以上

ところが、近年においては労働環境が改善され、労働災害が高度経済成長期に比べ激減しました。疾病構造に変化が生じ、生活習慣病や癌などの疾病が急速に増加し、超高齢化社会がそれを加速させています。その流れのなかで、リハビリテーション医療が物理療法中心の時代から運動療法の時代へと移行し、都市型でアクセスの良い立地にリハビリテーション施設がつくられるようになりました。

そして現在では、医療費の増大への対応を含めて、在宅医療が国策として推進されています。急性期、回復期、生活期などの病期ごとに対応することが求められ、高齢者対策として生活期において疾病の再発予防にも理学療法士への期待が高まっているところです。

5 理学療法のこころ

理学療法（Physical Therapy）とは、その言葉の意味から"自然（物理）の作用を利用した非侵襲的な治療"と定義できます。また、理学療法は人の痛みに共感することから始まります。人が痛いと訴えれば、それを疑わず、自然と痛いところへ手を当てる（手当て）のです。また"therapy"は、ギリシャ語の"terapeia"であり、「cure(いやし)」と「care(心くばり)」の意味が含まれています。「われは包帯するのみ。神が癒したもう」とは近代外科学のアンブロワズ・パレ(1510-1590)の言葉ですが、非侵襲的な治療法である理学療法にも同じことがいえるのです。

> 復習課題：日本における理学療法の発展と労働災害の関連性について、資料をもとに説明してください。
> 予習課題：第2章を一読してください。

【文献】

1) 大島良雄：温泉と文化．健康と温泉FORUM '86――道後 記念誌．温泉と現代社会．pp.11-14．健康と温泉FORUM実行委員会．1986.
2) Yegül, F.: *Baths and bathing in classical antiquity*. New York. MIT press. 1995.
3) 塩野七生：すべての道はローマに通ず ローマ人の物語X．新潮社．2001.
4) ローレンス・ライト著（高島平吾訳）：風呂トイレ賛歌．晶文社．1989.
5) ヒュー・バーティキング著（齋藤博康訳）：英国上下水道物語 人間と都市を救い育てた苦闘の歴史．日本水道新聞社．1995.
6) 岸本孝：下駄をはいた？ 靴の事典．文園社．2000.
7) 藤澤宏幸：水治療法における生体反応の基礎．秋田理学療法 13: 3-10, 2005.
8) 吉野裕訳：出雲風土記 東洋文庫145．平凡社．1969.
9) 新村拓編：日本医療史．吉川弘文館．2006.
10) 安西剛：平家物語．学研研究社．1998.
11) 和辻哲郎：古寺巡礼．岩波書店．1979.
12) 酒井シヅ：病が語る日本史．講談社．2002.
13) 武田勝蔵：風呂と湯のこぼれ話．村松書館．1977.
14) 貝原益軒：養生訓．岩波書店．1991.
15) 博田節夫：運動療法の歴史．大井淑雄，博田節夫編．リハビリテーション医学全書7 運動療法 第2版．pp.1-4．医歯薬出版．1974.
16) Core Physiatry Warwick: *A history of physiotherapy (Physical therapy).* (online), available from http://www.chiropractorswarwick.co.uk/index.php/a-history-of-neuromusculoskeletal-healthcare/a-history-of-physiotherapy-physical-therapy. (ac-

cessed 2016-1-27).
17) Zecker, M., Zeilig, G., Ohry, A.: *Professor Heinrich Sebastian Frenkel: a forgotten founder of rehabilitation medicine*. Spinal Cord 42: 55-56, 2004.
18) Lovett, R. W.: *The treatment of infantile paralysis*. Philadelphia. P. Blakiston's Son & Co. 1916.
19) Wright, W. G.: *Muscle Function*. New York. Paul B. Hoeber. 1928.
20) Dreeben, O.: *Physical therapy for physical therapist assistants*. Massachusetts. Jones and Bartlett Publishers. 2007.
21) 村田茂, 他：高木憲次（シリーズ福祉に生きる）．大空社．1998.
22) 斎藤宏：日本における理学療法の歴史．東京医療学院大学紀要 2: 1-7, 2013.
23) 上田早記子：国立身体障害者厚生指導所の入所事情──傷痍軍人の処遇を中心に──．四天王寺大学大学院研究論集 8: 107-130, 2013.
24) 上田早記子：昭和十年代の臨時陸軍病院におけるリハビリテーション──傷痍軍人の就労への道──．四天王寺大学紀要 54: 131-155, 2012.
25) 小暮敬：湯治の歴史．健康と温泉 FORUM '86──道後 記念誌．温泉と現代社会．pp.15-20．健康と温泉 FORUM 実行委員会．1986.
26) 阿岸佑幸：温泉療法と生体リズム．総合リハ 17: 561-568, 1989.

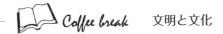 **Coffee break　文明と文化**

　歴史学者のトインビーは世界の文明を第 1 世代から第 3 世代まで時代的に分け、第 1 世代は紀元前 3000 年に始まるミノス文明、エジプト文明、シュメル文明、インダス文明、殷文明とし、それらを源流として現代の文明が栄えていると説明しました。第 3 世代ではシナ文明の流れとして極東文明を認め、その分派として朝鮮と日本の文明をあげています。また、ハンチントンは日本の文明が西暦 100 年から 400 年の間にシナ文明から独立したといいました。また、異なる文明に属する国々や集団の関係は緊密になるよりも対立することが多いとも述べ、21 世紀は文明間の対立の時代になると予測するのです。
　ところで、文明と文化の違いは何でしょうか。ハンチントンは「文明は文化を拡大したもの」であるといいます。しかし、松本氏は文化（culture）が本来、耕すことを意味し、教養や修養に関連するとしています。一方、文明（civilization）は都市や市民と同根であることから、富の蓄積が始まり、都市や国家が形

成されるようになり、並行して文明がおこったとしています。それゆえ、哲学者の田中美知太郎氏や人類学者の今西錦司氏が合意したように「文明とはつねに世界文明的であり、文化とはつねに民族に個性的なものである」と説明しています。そうしますと、シナ文明としての漢字を日本人は取り込み、仮名、カタカナを生みだして日本文化をつくり上げたと理解できそうです。

　立ち返って、現在生じている世界的な紛争についてはハンチントンがいうほど単純ではなさそうです。世界宗教間の対立という点では文明の衝突といえましょうし、民族間の対立は文化の衝突といえそうです。何より、争いの原因は、限りある資源と、富の偏在といえるかもしれません。いまや国際金融資本とウォール街、アメリカの軍産複合体が国際政治を動かす時代となりました。そのようななかで、他の文化との共存・融合をよしとする日本の文化が力を発揮する時代が来てほしいと願うばかりです。

【文献】
1) アーノルド・トインビー著（蠟山政道訳）：世界の名著61 トインビー 歴史の研究．中央公論社．1967．
2) サミュエル・ハンチントン著（鈴木主税訳）：文明の衝突．集英社．1998．
3) 松本健一：砂の文明・石の文明・泥の文明．PHP研究所．2003．
4) 高崎通浩：世界の民族地図．作品社．1994．
5) 重信メイ：「アラブの春」の正体 欧米とメディアに踊らされた民主化革命．角川書店．2012．
6) 森まり子：シオニズムとアラブ．講談社．2008．
7) レニ・ブレンナー著（芝健介訳）：ファシズム時代のシオニズム．法政大学出版局．2001．
8) 馬渕睦夫：世界を操る支配者の正体．講談社．2014．
9) ヘレン・ミアーズ著（伊藤延司訳）：新版 アメリカの鏡・日本．角川書店．2005．
10) ウォルター・リップマン著（河崎吉紀訳）：幻の公衆．柏書房．2007．
11) エドワード・バーネイズ著（中田安彦訳）：新版 プロパガンダ．成甲書房．2010．
12) ヤコブ・ラブキン著（菅野賢治訳）：イスラエルとは何か．平凡社．2012．
13) 池内恵：イスラーム国の衝撃．文藝春秋．2015．

理学療法士養成教育の歴史

> 考えてみよう：理学療法士はどのように養成されてきたのか？ 日本と他国は同じ教育制度なのか？

1 欧米における養成の歴史

(1) イギリスにおける養成の歴史

イギリスの教育課程は日本とは大きく異なります。イギリスは実質的には階級社会であり、一般的には上流、中流、下流の3層に分けられています[1)2)]。上流階級の子弟は初等・中等教育から独立学校（私立学校）に入るなど、教育制度にも色濃く階級社会が反映されているのです。

義務教育は5～16歳の11年で、初等教育は通常6年制の初等学校で行われます。また、初等学校は5～7歳を対象とする前期2年（幼児部）と7～11歳のための後期4年（下級部）とに区分されています。中等教育は通常11歳から始まり、原則として無選抜の総合制学校が一般的な中等学校の形態で、約90パーセントの生徒がこの形態の学校に在学しているのです[3)]。この他、選抜制のグラマー・スクールやモダン・スクールに振り分ける地域も一部にあります。義務教育後の中等教育には、中等学校に設置されているシックスフォーム（sixth form）と、その他に独立の学校として設置されているシックスフォーム・カレッジとがあります。ここでは、主として高等教育への進学準備教育が行われています（図2-1）[3)]。

初等・中等学校は、経費負担などの観点から、地方教育当局が設置・維持す

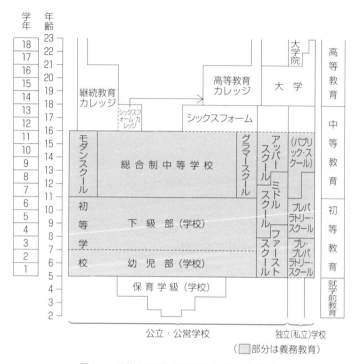

図 2-1. イギリスの学校系統図 （文献 3 より引用）

る公立（営）学校、国庫補助学校、および公費補助を受けない独立学校の三つに分類されています。また、独立学校には、いわゆるパブリック・スクールやプレパラトリー・スクールなどが含まれています[3]。

一方、高等教育機関には、大学および高等教育カレッジがあります[4]。これらの機関には、第一学位（学士）取得課程（通常修業年限3年間）のほか、各種の専門資格取得のための短期の課程も存在します。1993年以前には、職業教育に特化したポリテクニク（34校）がありましたが、高等教育改革によって全て大学（新大学）となりました[4]。また、継続教育カレッジにおいても、高等教育レベルの高等課程が提供されています。

理学療法士養成についてみると、職業教育を大学とは異なる教育課程で行う

欧州の伝統があるなかで、イギリスはいち早く養成課程を大学へ移行しました[5]。イギリスではポリテクニクがそれに相当していましたが、前述したようにサッチャー政権下で硬直化した高等教育を活性化するため大学へ移行し、1992年には entry-level education program が全て大学で行われるようになったのです[6]。また、大学院修士課程での養成も行われています。

大学の修養年限については柔軟性があるものの、一般的には学部での養成課程は3年間（フルタイム）、大学院修士課程は2年間（フルタイム）となっています[6)7)]。特に修士課程は関連分野の学部（biological science, sports science, health related profession など）の卒業生が進むコースとなっています。多様な人材に対して、理学療法士になることができる道が開かれており、日本における養成を考えるうえでも参考になると思います。

イギリス連邦（Commonwealth of Nations[注1]）の加盟国で、アングロサクソン系民族の移民国であるオーストラリアではイギリスと類似した養成課程となっています。一方、同じイギリス連邦の加盟国であるカナダは隣国であるアメリカの制度の影響を受け、養成課程を専門職大学院へ移行しているのです。

(2) アメリカにおける養成の歴史

アングロサクソン系国家における養成課程は、アメリカに追従する形で大学院養成に移行しています。そもそも大学院はアメリカで生まれた教育機関であり[8]、第1次世界大戦の頃、学問の中心であったドイツなど欧州の国々に留学して帰ってきても太刀打ちできないジレンマから、さらに大学院での学習を必要としたものなのです。そして、基本的に4年間の学部では教養教育（リベラルアーツ）を中心として学び、大学院で専門教育を受ける形が整ったといえます（図2-2）。今ではそれがグローバルスタンダードとして欧州にも波及しているのです。

アメリカでの理学療法士養成は専門職大学院で行われ、3年課程で修了時には専門職学位である Doctor of physical therapy（DPT）の称号が授与されます。研究領域での学位である Ph.D とは異なり、Medical Doctor（MD）や日本でい

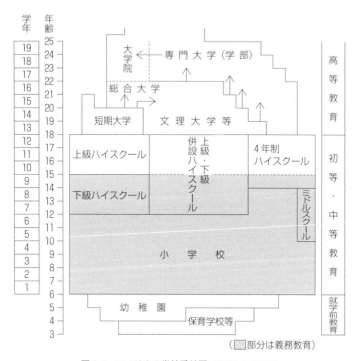

図 2-2. アメリカの学校系統図（文献 3 より引用）

う法科大学院修了時に授与される法学博士と同じものです[6]。それにしましても、アメリカの制度づくりのうまさにはやはり見習うべきものがあると感じます。このような問題に対しては日本にも合理的な発想が求められているように思うのです。

(3) 養成プログラムの共通化——西欧における取り組み

1999 年に欧州 29 ヶ国の高等教育担当大臣が署名し、欧州高等教育圏の構築を宣言しました（欧州ボローニャ宣言）[3] [4]。それを受けて、理学療法教育においても ENPHE（European Network of Physiotherapy in Higher Education）が 2005 年に設立されました。これは、欧州共同体を基礎とした NPO であり、教育方法

の開発と人的交流を目的としています。

　ドイツやフランスでは3年課程の職業専門学校で養成されていますが、この流れのなかで大学と提携し、学士の学位が授与されている養成校も現れました。その意味では、緩徐ではありますが理学療法士の養成においても国際標準化が進んでいるともいえます。

2 日本における養成の歴史

　本邦における高等教育制度は、戦後、アメリカをモデルとして進められ、現在もなおその影響は強いといえます。しかし、理学療法士の養成は欧州の教育制度をモデルとして3年制の各種学校からスタートしました。当時のことを砂原茂一氏は「Physical Therapist 又は Physiotherapist は理学療法士、Occupational Therapist が作業療法士と名称が決まった。学校の年限として3年以上となったのは、文部省ではなく厚生省が手がけたことにより自動的に3年制の各種学校が浮かび上がったことと、WCPTの事務局長 Nielson（イギリス）の意見が強く影響したことにより、アメリカの学位制度（大学での養成）は採用されず、将来4年制大学への移行の余地を残して3年以上とされた」と述懐しています[9]。昭和34年、厚生大臣官房企画室で「医学的リハビリテーションに関する現状と対策」という課題があげられ、参事官大村潤四郎氏は省内にリハビリテーション研究会を設けました。その成果が昭和37年版厚生白書に盛り込まれることになります[10][11]。昭和37年、厚生省内のリハビリテーション研究会が機能療法士・作業療法士の養成所各10ヶ所、言語療法士養成所2ヶ所を、5年間に新設する計画を立て、その第一着手として、東京病院リハビリテーション学院を設立する昭和38年度予算が旧大蔵省から認められたのです[9][10]。その結果、国立療養所東京病院附属リハビリテーション学院が昭和38年（1963）に開設され、その後、全国の国立療養所に附属養成施設が開設されました[10]。一方、昭和39年（1964）には東京教育大学教育学部附属盲学校高等部専攻科（設置者：文部省）、大阪府立盲学校高等部専攻科（設置者：大阪府）、徳島県立盲学校高等

部専攻科(設置者:徳島県)が、旧労働省関連では九州リハビリテーション大学校が昭和41年(1966)に設立されるなど、多様な養成施設が生み出されたのです[12]。

　私立養成校の第一号は昭和43年(1968)に設立された高知リハビリテーション学院であり[12]、のちに同校は専修学校として認可され(1980)、大学との提携を含め先駆的な取り組みをしてきました。その後、多くの私立学校が設立され理学療法士の養成に大きな貢献をしてきたのは周知の事実です。また、このように私立学校が高等教育の普及に大きな役割を果たしてきたのは、日本の大きな特徴でもあります。

　その後、昭和45年(1970)に医療関係者審議会理学療法・作業療法部会が厚生大臣、文部大臣へ両分野の養成を学校教育法に基づく大学教育に委ねることが望ましいとの意見を提出[13]、昭和49年(1974)には東京都立保健大学設置準備委員会が大学教育の必要性を答申[14]、昭和52年(1977)には日本学術会議が「リハビリテーションに関する教育研究体制について」勧告し[13]、そのなかで理学療法、作業療法の教育は四年制大学でなされることが強く望まれますが、教育にあたるものが確保し難い現状では、少数の四年制大学教育の開始と平行して、三年制短期大学教育をも発足せしめることも必要であるとしました。これらの要請や勧告を受け、文部省は当面不足がはなはだしい技術者の養成、担当する指導教官の確保などといった諸条件を勘案して、まず3年制の短期大学で早急にその養成を図るべきとの結論を出しました[15]。その結果、昭和54年(1979)に金沢大学医療技術短期大学部が開設され、続いて地方都市の国立大学に立地上のバランスをとりながら医療技術短期大学部が設置されていったのです。さらに、平成4年(1992)には広島大学医学部保健学科理学療法学専攻が新設され[12]、名実ともに大学での養成課程が実現しました。続けて、第1期生の卒業に合わせて広島大学に理学療法専攻を含む大学院が新設され、教育と研究体制の充実に向けて新たなる一歩を踏み出したのです。

　以上、日本における養成校の教育制度上の発展をまとめると、厚生大臣および文部大臣指定の養成施設(各種学校)から始まり、専修学校(専門課程)、短期

大学、大学へと多様性を増してきたといえます（表2-1）。現在、国立の養成校は再編され、一部研究に特化する大学を整備しているなか、その他の教育体制については計画的な政策がとられているとはいえない状況になっています。

　教育は国の将来を決める重要な要素の一つであるにもかかわらず、政府の行政改革の名のもとに経済優先の自由競争にその方向性が預けられました。新古典派経済において自由競争に任せれば需要と供給のバランスがとれるという図式は最終形であり、そこには時系列の変化の見方が抜けています。理学療法士養成校の入学定員数が年間12,000人を超え、その定員数は急には調整ができません。総需要数に対して短時間で供給した場合に、一時的には供給過剰な状態が来るのは必然です。高齢化社会の後には人口減少の社会が待っています。そのような社会で理学療法士が必要とされ続けるよう、養成段階での教授内容の見直しも必要なのです。

3 今後の日本における養成のあり方

　WCPTは最低限4年制大学レベルでの養成を提言しています。日本理学療法士協会も一貫して4年制大学での養成を目標に掲げてきました。しかし、現状は多様な養成課程が混在しています。医療の進歩、専門化にともない学ぶべきことも増え、同時に専門職としての基礎を育てるための教養教育のあり方も再び議論の的になっています。薬剤師の養成が6年制に移行したのはまだ記憶に新しいことですが、その結果を我々は注意深く見守る必要があるでしょう。日本における裾野の広い高等教育は私立大学が大きな役割を担ってきたのも事実ですから、保護者の立場からするとある程度の費用対効果も求められます。すなわち、教育にかけた費用が、子どもの将来にどの程度の恩恵をもたらすのかを保護者は真剣に考えるのです。バブル経済がはじけた後のデフレ化では、その傾向は強くなりました。俯瞰的に状況を眺めて、どのような養成課程が日本の理学療法士教育にあっているのかを、有資格者それぞれが考えて、それを政策に反映させる努力が必要です。

> 復習課題：文献6および7（インターネットでダウンロード可）を読んで日本の理学療法士養成の歴史と、世界における理学療法士養成の現状についてまとめてください。
> 予習課題：理学療法士及び作業療法士法を一読してください。

表2-1. 理学療法士養成に関する教育制度年表＊注1（文献6から引用）

年		変遷
昭和31年	1956	高木憲次氏（昭和29年から日本理学治療技師会会長）が、身分制度の必要性を説く。
昭和32年	1957	厚生大臣官房に厚生行政の進め方について各局間の調整を図ることや厚生白書の編集を目的とする企画室が設置された。
昭和34年	1959	厚生大臣官房企画室で「医学的リハビリテーションに関する現状と対策」という課題があげられ、参事官（大村潤四郎氏）が省内にリハビリテーション研究会を設ける。その成果が昭和37年版厚生白書に盛り込まれることになる。
昭和36年	1961	厚生白書にはじめてリハビリテーション技術者の必要性についてふれられる（厚生白書昭和36年版）。＊注2
昭和37年	1962	厚生白書に具体的な専門職の名称が記載される。『リハビリテーション対策を実施するにあたって最も基本的なものは専門技術者の確保である。医師、看護婦のほか、機能療法士、職能療法士、言語療法士、心理療法士、社会事業担当者などの専門技術者を確保し、リハビリテーション施設に配置することはリハビリテーション施設運営のために必須条件である。（厚生白書昭和37年版）＊注2』
昭和37年6月	1962	厚生省内のリハビリテーション研究会が機能療法士・作業療法士の養成所各10ヶ所、言語療法士養成所2ヶ所を、5年間に新設する計画を立て、その第一着手として、東京病院リハビリテーション学院を設立させる昭和38年度予算が、旧大蔵省から認められる。
昭和38年3月	1963	医療制度調査会が医学的リハビリテーションの専門技術者の資格制度をすみやかに創設すべきであると政府に答申
昭和38年5月	1963	国立療養所東京病院附属リハビリテーション学院設立（設置者：厚生省）
昭和38年6月	1963	PT・OT身分制度調査打合会が発足（座長：砂原茂一氏）
昭和39年4月	1964	東京教育大学教育学部附属盲学校高等部専攻科（設置者：文部省）、大阪府立盲学校高等部専攻科（設置者：大阪府）、徳島県立盲学校高等部専攻科（設置者：徳島県）がそれぞれ設立される。
昭和40年6月	1965	6月29日法律137号理学療法士及び作業療法士法公布、8月28日施行 6月29日政令第228号理学療法士・作業療法士審議会令
昭和40年8月	1965	理学療法士・作業療法士審議会が発足

昭和40年10月	1965	理学療法士・作業療法士審議会の答申を受けて、理学療法士・作業療法士施行令（政令第327号）および理学療法士・作業療法士施行規則（厚生省令第47号）を制定公布。
昭和40年12月	1965	国立療養所東京病院附属リハビリテーション学院が初めて厚生大臣から養成施設の指定を受ける。
昭和41年2月	1966	第1回理学療法士国家試験実施、1,217名が受験し、183名が合格
昭和41年3月	1966	文部省厚生省令第3号理学療法士・作業療法士学校養成施設指定規則が施行されカリキュラムの基準が定められる。
昭和41年4月	1966	東京教育大学教育学部附属盲学校高等部専攻科（設置者：文部省）、大阪府立盲学校高等部専攻科（設置者：大阪府）、徳島県立盲学校高等部専攻科（設置者：徳島県）がそれぞれ初めて文部大臣から養成施設として指定を受ける。
昭和41年4月	1966	九州リハビリテーション大学校（設置者：労働省）が設立される。
昭和43年4月	1968	初めての私立養成校として高知リハビリテーション学院（設置者：学校法人）が設立される。
昭和45年	1970	医療関係者審議会理学療法・作業療法部会から厚生大臣、文部大臣に両分野の養成を学校教育法に基づく大学教育に委ねることが望ましいとの意見が提出される。
昭和46年	1971	日本理学療法士協会が理学療法士養成校設立に対し、大学制度での設置の要望書
昭和47年	1972	医療関係者審議会理学療法・作業療法部会から提案されたcertificate course（大卒2年養成課程）に対する反対の「声明書」を厚生大臣へ提出する。
昭和47年3月	1972	日本理学療法士協会大学制度化対策委員会が東京都立保健大学設置準備委員会の発足に向け、日本作業療法士協会とともに請願を行う。
昭和49年	1974	東京都立保健大学設置準備委員会が答申を提出（その後、東京都立保健大学構想は棚上げとなり、昭和61年（1986）に東京都立医療技術短期大学部が設立される）。
昭和50年	1975	医療関係者審議会理学療法・作業療法部会から提案されたcertificate course（大卒2年養成課程）に対する反対の「声明書」を厚生大臣へ提出する。
昭和51年	1976	専修学校制度が施行される＊注3。
昭和52年	1977	日本学術会議は「リハビリテーションに関する教育研究体制について」勧告する。
昭和54年4月	1979	金沢大学医療技術短期大学部理学療法学科が設置される。
平成3年7月	1991	大学設置基準・短期大学設置基準の一部改正により専門学校における学修を大学等が単位として認定する制度が創設される。
平成4年4月	1992	広島大学医学部保健学科理学療法学専攻が設置される。
平成6年6月	1994	専修学校設置基準の一部を改正する省令及び専門学校の修了者に対する専門士の称号付与に関する規定が告示される。
平成8年4月	1996	広島大学大学院保健学研究科が設置される。
平成10年6月	1998	学校教育法一部改正、専門学校修了者の大学編入が可能になる。

＊注1：年表の作成にあたっては、文献2）～8）を参考にした。
＊注2：厚生白書は厚生労働省のホームページより入手した。入手先〈http://www.hakusho.mhlw.go.jp/wp/index.html〉
＊注3：専修学校に関する資料は専修学校教育振興会のホームページを参考にした。入手先〈http://sgec.or.jp/sgec/foundation/system/chronological_table.html〉

【注】
(1) commonwealth はイギリスのホッブズやロックによって理想的な共和政体を示す概念として提案された．

【文献】
1) 小林章夫：イギリス貴族．講談社．1991．
2) D キャナダイン著（平田雅博，吉田正広訳）：イギリスの階級社会．日本経済評論社．2008．
3) 文部科学省編：諸外国の初等中等教育．財務省印刷局．2002．
4) 文部科学省編：諸外国の高等教育．財務省印刷局．2004．
5) 本間政雄，高橋誠編著：諸外国の教育改革 世界の教育潮流を読む 主要6か国の最新動向．ぎょうせい．2000．
6) 藤澤宏幸：理学療法士養成における教育制度の国際動向と今後の展望．理学療法の歩み 17: 24-31, 2006.
7) 藤澤宏幸：理学療法士養成における教育制度の国際動向2013．理学療法の歩み 25: 16-21, 2014.
8) 潮木守一：世界の大学危機――新しい大学像を求めて．中央公論新社．2004．
9) 砂原茂一．理学療法士・作業療法士法成立のころ．理・作・療法 1997; 11: 591-597.
10) 芳賀敏彦．理学療法士及び作業療法士法の歴史．理・作・療法 1976; 10: 843-847.
11) 厚生省．厚生白書（昭和37年版），1962 [参照 2005-08-15]．入手先URL: http://wwwhakusho.mhlw.go.jp/wp/index.html.
12) 日本理学療法士協会．日本理学療法士協会三十年史．日本理学療法士協会; 1996.
13) 日本理学療法士協会．理学療法白書1990．日本理学療法士協会; 1990.
14) 東京都立保健大学設置準備委員会．東京都立保健大学設置に関する答申．理・作・療法 1974; 8: 50-52.
15) 佐藤國雄．医療技術短期大学（部）の現状と課題．理・作・療法 1988; 22: 210-215.

理学療法と関連法規

> 考えてみよう：理学療法士は国家資格だけれど、どのような法律で規定されているの？

1 医療行為（法律用語では医行為）としての適法性

　医療は患者に外科手術や薬物投与など、人の身体に侵襲を加えるため、傷害罪が阻却されて正当な業務行為として法的に認められなければなりません。法学としては、古くは医師の職業法上正当化されるという業務権説がありましたが、それでは傷害罪の構成要件該当性を阻却されないという考えが一般的になりました[1]。次に、一旦、医療行為等を傷害行為等に該当するとし（傷害説）、その社会的意義や医学的正当性から罪とされない（違法性阻却）と捉える考え方が一般的となったのです[2]。さらには、患者が同意すれば"法益主体による法益の法的保護の放棄"を意味し、違法性が阻却されるという考え方が提案されています[1)2)]。以上をまとめると、現在において違法性が阻却されるためには、次の条件が充たされていることが必要といえます[3)4)]。

①**インフォームド・コンセント**（informed consent）：患者（または親権者、保護義務者など）の同意に基づいている
②**医学的適応性**：治療の目的を持ち、医学上一般的に承認されている方法による
③**医術的正当性**：その当時の医療水準に達したものでなければならない

　以上の3条件に医師をはじめとする医療従事者の免許制が加えられ、それ自体が一定程度の知識、技術を有していることの証明となっています。

2 医療関連法規(医療職種)の構造——理学療法士及び作業療法士法の位置づけ

医業・歯科医業は医師・歯科医師のみに許されるものとして医師法、歯科医師法に定められています。したがって、医療専門職種が医療に関わる場合には医師による診療行為の補助として位置づけられます。医業とは当該行為を行うにあたり、医師の医学的判断および技術をもってするのでなければ人体に危害を及ぼし、又は危害を及ぼすおそれのある行為（医行為）を、反復継続する意思をもって行うことである[5]と解されています。また、医行為のなかでも患者に対して直接行う行為を直接的行為と呼び、侵襲的行為と非侵襲的行為に分けられます。理学療法は直接的行為のなかの非侵襲的行為に相当するのです[6]。

理学療法士の医療上の身分や業務等を規定しているのは理学療法士及び作業療法士法ですが、医師法、保健師助産師看護師法（保助看法）との関係を明確にしておく必要があります。保助看法では看護師は診療の補助をすることができ（第5条）、それ以外の者は診療の補助をできないと規定されています（第31条）。したがって、理学療法士及び作業療法士法では「理学療法士又は作業療法士は、保健師助産師看護師法（昭和二十三年法律第二百三号）第三十一条第一項 及び第三十二条 の規定にかかわらず、診療の補助として理学療法又は作業療法を行なうことを業とすることができる（第15条）」となっています。

一方、鍼灸、按摩、マッサージ、柔道整復術営業者については昭和22年厚生省医療制度審議会において、「すべて医師の指導の下にあるのでなければ患者に対して施術を行わせないこととする」との答申がなされましたが、視覚障碍者等からの反対により、これら4職種は医療制度の外側において法制化されました[6]。そのため、これらの施術は医療行為ではなく医業類似行為と定義されています。

3 理学療法士及び作業療法士法の要点 [7)-10)]

それでは、実際に法文から理学療法の定義、欠格事由、業務等について具体

的に説明します。巻末に関係法令の抜粋を掲載していますので、参照してください。

　第2条では理学療法の定義がなされており、重要な部分です。「理学療法とは、身体に障害のある者に対し、主としてその基本的動作能力の回復を図るため、治療体操その他の運動を行なわせ、及び電気刺激、マッサージ、温熱その他の物理的手段を加えることをいう。」となっており、対象、目的、手段（治療方法）が書かれています。

　第3条から第8条では免許についての記載があり、第3条で国家資格であること、第4条では四つの欠格事由が書かれています。欠格事由は、「罰金以上の刑に処せられた者、理学療法士の業務に関し犯罪又は不正の行為があった者、心身の障害により理学療法の業務を適正に行うことができない者、麻薬、大麻又はあへんの中毒者」です。

　第15条から第17条には業務等についての記載があります。第15条では診療の補助について保助看法の規定にかかわらず業とすることができること。第15条2項ではあん摩マッサージ指圧師、はり師、きゅう師等に関する法律第1条（医師以外の者でマッサージ等を業としようとするものは、それらの資格を受けなければならない）を適用しないことが書かれています。また、第16条では守秘義務、第17条では名称独占についての記載があります。

4　理学療法士の名称の使用について

　理学療法士が病院等の施設以外で活動する機会が増え、在宅高齢者等に対して疾病の予防を目的として介入することが多くなりました。その際、理学療法士の名称を使用することは理学療法士及び作業療法士法に違反することになるのではないかという心配がありました。そのようななか、日本理学療法士協会の働きかけにより、平成25年に次のような通知が出されました[11]。

平成25年11月27日（医政医発1127第3号）厚生労働省医政局医事課長

> **理学療法士の名称の使用等について**（通知）
> 　理学療法士が、介護予防事業等において、身体に障害のない者に対して、転倒予防の指導等の診療の補助に該当しない範囲の業務を行うことがあるが、このように理学療法以外の業務を行うときであっても、「理学療法士」という名称を使用することは何ら問題ないこと。また、このような診療の補助に該当しない範囲の業務を行うときは、医師の指示は不要であること。

　これについては、現在、国策として進められている地域包括ケアシステムの構築に関して、理学療法士にも役割を果たしてほしいとの期待が込められています。地域包括ケアシステムについては第15章であらためて説明します。

5　理学療法と作業療法の差異

　二つの職種は異なる治療方法であることがアイデンティティの源になっています。理学療法士及び作業療法士法第2条にしたがい、対象・目的・治療方法で理学療法と作業療法の違いを考えてみます（図3-1）。対象は理学療法では身体障碍、作業療法では身体障碍と精神障碍です。目的は理学療法が基本的動作であるのに対して、作業療法では応用的動作および社会的適応能力となっています。最後に大事な手段ですが、理学療法では運動療法および物理療法を用いるのに対して、作業療法ではアクティビティおよび作業となっています。近年、病院では早期リハビリテーションおよび経営的側面から急性期重視となり、作業療法におけるアクティビティが十分に行える環境ではなくなりました。医療関係者にとっては理学療法と作業療法の区別がつきにくい状況にあり、あらためてアイデンティティの確立が求められています。
　また、理学療法士及び作業療法士

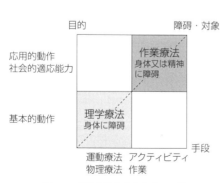

図3-1. 理学療法と作業療法の比較

法が成立して50年以上が経ち、現状とそぐわない部分が出てきていることも問題です。まずは、理学療法士と作業療法士を資格ごとに分けて法整備することを基本とした改正に向けて、日本理学療法士協会と日本作業療法士協会が協力して政府に働きかけているところです。

6 関連職種の法律

　言語聴覚士は、理学療法士および作業療法士と並んでリハビリテーション関連職種（3職種）とされてきました。しかしながら、資格の根拠となる法律が成立したのは遅く、平成9年になります。名称もそれまで通称で用いられていた"言語療法士"から"言語聴覚士"となり、"療法"の名称がなくなったことで、医療従事者として何をするのか不明確になったとの指摘もあります。

　さて、リハビリテーション医療に対する社会の認識が広がった時点での法律成立ということで、言語聴覚士法は理学療法士及び作業療法士法とは異なる特徴があります。ここで紹介したいのは業務に関して記載された第42条および第43条です。第42条では保助看法の規定にかかわらず、「診療の補助として医師又は歯科医師の指示の下に、嚥下訓練、人工内耳の調整その他厚生労働省令で定める行為を行うことを業とすることができる。」とされています。さらに特筆すべきは第43条2項であり、「言語聴覚士は、その業務を行うに当たって、音声機能、言語機能又は聴覚に障害のある者に主治の医師又は歯科医師があるときは、その指導を受けなければならない。」となっています。ここには、医療関連職種として二つの進展があります。障碍のあるものに主治医がいるときは指導を受けなければならないということで、裏を返すと、主治医がいないときには指導を受けなくともよいということになります。もう一点は"指示"ではなく"指導"という用語です。第43条ではその他に関連職種との連携がうたわれ、医師を頂点とした医療からチーム医療への脱却[12]が意図されているとも読めるのです。

　理学療法士においても資格を規定する独立した法律を制定することと、時代

にあった定義、業務等を明確にできることが今後の課題となります。

> **復習課題**：理学療法と作業療法の違いについて法律の規定の観点から説明してください。
> **予習課題**：資料1および2を一読してください。

【文献】

1) 山中敬一：医療侵襲に対する患者の同意．関法 61: 1167-1278, 2012.
2) 森本陽美：刑法と医療行為．法学研究論集 5: 273-290, 1966.
3) 大谷實：医療行為と法．弘文堂．1997.
4) 中川淳，大野真義編：医療関係者法学 現代医療と法．世界思想社．1989.
5) 医政発第726005号：医師法第17条、歯科医師法第17条及び保健師助産師看護師法第31条の解釈について．平成17年7月26日．
6) 若杉長英，今井澄，宇都木伸，村上慶郎，若狭勝太郎：厚生省平成元年厚生科学研究「医療行為及び医療関係職種に関する法医学的研究」報告書．1989.
7) 紺矢寛朗：理学療法士及び作業療法士法とその解説．理・作・療法 14: 25-33, 1980.
8) 饗庭忠男，紺矢寛朗：理学療法士及び作業療法士法に対する疑問と解説．理・作・療法 14: 34-45, 1980.
9) 松田功：医事法規 2．理学療法士及び作業療法士法の逐条解説（1）．理・作・療法 19: 251-255, 1985.
10) 松田功：医事法規 3．理学療法士及び作業療法士法の逐条解説（2）．理・作・療法 19: 320-324, 1985.
11) 医政発第1127第3号：理学療法士の名称の使用等について．平成25年11月27日．
12) 砂原茂一：医者と患者と病院と．岩波書店．1983.

リハビリテーションの思想

> **考えてみよう**
> ・理学療法士はリハビリテーション専門職の一つとされているけれども、そもそもリハビリテーションとは何だろう？
> ・理学療法とリハビリテーションの関係は？

1 リハビリテーションとは何か

リハビリテーション（rehabilitation）は、re（再び）、habilitate（資格・権利を得る）の複合語です。語源としてはラテン語の re-habilis（再び、人に適した）に由来します[1]。元来、社会において一時的に権利を行使できない状態から、再び権利を取り戻す（復権）ことであり、名誉回復までも含まれるのです（例：ジャンヌ・ダルクのリハビリテーション（復権、名誉回復））[2]。それゆえ、欧米では犯罪者や麻薬中毒者の更生にも使われ、広く社会復帰を意味します。

2 理学療法とリハビリテーションの出会い

これまで見てきたように、理学療法は治療学として生まれました。それが、近代において欧米諸国ではポリオや戦傷者の治療をするなかで、患者が疾病や外傷の帰結として生じた障碍とともに生きるための手段の獲得や生活環境を整えることに深く関わるようになったといえます。日本においても戦後のポリオの流行と、労働災害の増加が理学療法の発展と関わりが深いことを紹介しました。その意味で、理学療法は障碍者が家庭復帰や社会復帰を果たし、再び権利

を行使できるように支援することも視野に入れたということになります。単に一治療手技からリハビリテーションの思想と出会うことで哲学を得たのです[3]。

近代において理学療法は、患者を生活者としてみることで全人間的なアプローチを模索するようになりました。これについては、次章で詳しく説明します。

3 医学的リハビリテーションとは

19世紀から20世紀にかけて人々は健康を意識するようになりました。イギリスの産業革命に始まり、日本においても明治以降には文明開化と呼ばれる時代が到来し、物質的には豊かになったことと無縁ではありません。ただし、健康といっても時代によっては求めるものも違いました[4]。第2次世界大戦終了までは国力を高めること、すなわち戦力としての国民体力の向上が健康の目的であったのに対して、それ以降は国民の福祉という観点から健康が語られるようになりました。

世界保健機関（World Health Organization, WHO）による健康の定義[5]では、「健康とは、肉体的、精神的、社会的に完全に良好な（well-being）状態であり、単に疾病又は病弱（虚弱）の存在しないことではない」とされています。すなわち、健康とは肉体的、精神的、社会的な状態の総和として表されるということで、身体が良い状態であっても精神的に落ち込んでいれば良い健康状態とは言えないし、社会的に不安定な立場におかれていては身体が良い状態であっても良い健康状態とは言えないということです。単純に健康と疾病を対立させて考えることはできないということでもあります。さらに言えば、障碍があっても疾病があっても、健康状態を高めることは可能であるという点で、WHOの定義は重要であると思います。

したがって、最高の状態へ向けて健康増進（health promotion）を図ることが医学的リハビリテーションの目的になるわけです。ここで、WHOの定義[6]をみてみると、「個体の機能的又は心理的能力を、必要な場合には代償機能を活用する事によって発達させる一連の医療であって、それによって障害者が自立

し、活動的な生活が出来るようにする事」とされています。医学的には治療モデルは個人モデル、すなわち疾病の帰結として障碍が生じ、社会的に不自由になるという考え方であり、それに基づいて個々の治療にあたることになります。治療モデルについては次章で詳細を説明します。

4 障碍者の歴史

　古事記[7]と日本書紀[8]によれば、日本の国造りによって初めに生まれた子は脳性まひ児であったとされています[9]。古事記では3歳になっても体を保持できないので蛭子(ヒルコ)と書かれており、その後、葦の船に乗せられて海に流されました。花田によると、蛭子は後の時代になって福の神(恵比寿)としてリハビリテーション(復権)するということで、日本という国は太古から障碍者の存在を認め、活躍の場を準備できる社会であり(機会の平等)、それが脈々と続いていると考えることができます[9]。

　さて、日本における障碍者の歴史をみるときに、視力障碍者(盲人)の活躍が際立ちます。温暖で多湿な風土は、衛生環境が十分ではない時代、眼病を流行らせました。白内障や緑内障も多く、その結果、失明する者が多かったのは事実です[10]。視力障碍者は、外界から情報を得るために他の感覚に優れています。ですから、音楽の才能に長けた人々が多く輩出されました。平安時代から活躍している琵琶法師はその代表格です。彼らは社会的立場を確立するために、中世(1340年以降)から近世にかけて互助的組織である当道座(とうどうざ)をつくり[11]、位階(検校、別当、勾当、座頭)を設け、江戸時代には幕府から公認されて寺社奉行の管理下におかれました。邦楽の世界においては有名な楽曲が検校によって多数残されています。正月に店にBGMで必ず流れる"六段の調"は江戸時代の八橋検校によって作られた箏曲です[12]。その活躍は音楽の世界にとどまらず、傑出した学者も輩出しました。塙保己一(はなわほきいち)は群書類従の編纂で有名ですが、彼もまた検校だったのです。その後、鍼灸師や按摩師としても勢力を伸ばしました[11]が、鍼按業は視力障碍者だけの職業ではなく、晴眼者の集団(吉田流、捻鍼

法）と盲人の集団（杉山流、管鍼法）が江戸時代に対立していたことが知られています。この流れのなかで現代まで続くマッサージ師の系譜があります。

　また、四肢欠損などの障碍者は、見世物小屋で足芸などをみせる仕事についていました[13]。見世物小屋では新奇性が受けたのであり、舞台で人形をつくるものや、木彫を彫るものまでいたのです。

　一方、江戸時代には中風（ちゅうぶ）[注1]などの後遺症に対する介護の記録も残っています[14]。仙台藩では親孝行を表彰する制度がありました。介護の記録のなかで最も多いものは眼病（視覚障碍者）で、その次に多いのが中風なのです。近世においても脳卒中になって一命を取り留めたものの、介護を必要とする人が多数いたことを示しています。

　明治以降になり、自由民権運動とも共鳴し、障碍者が自立に向けた活動をするようになります。特に有名なのは、美妓（大石順教女史）[15]とだるま娘（中村久子女史）です[16]。大石は芸妓として修業の身にありましたが、養父の犯した殺傷事件で被害者の一人となって日本刀で両腕を切断されたのです。瀕死の重傷ではあったものの一命は取り留め、芸を活かして生活の糧を得るため、修業の旅に出ました。その途中で嘴だけで雛を育てるカナリヤをみて一念発起し、口で筆をくわえての書画に取り組み始めました。その後、世界身体障碍者芸術家協会に日本人として初めて第2次世界大戦後に迎えられたのです。

　一方、中村の場合は突発性脱疽で、4歳までに両肘、両膝までを残すのみとなっていました。そうしたなかで、中村の母は一人で生きてゆく術を徹底的に教育し、針仕事ができるまでになりました。しかし、18歳のときには苦悩の末に見世物興行に身を投じることになったそうです。苦労の末、3人目の伴侶を得て安定し、晩年は障碍者の福祉に貢献しました。

　さて、戦後、リハビリテーション医療の重要性が認識され始めたのは前述しましたが、日本では障碍者が堂々と街を出歩くことができない状況が続きました。機が熟したのは「障害者の権利宣言（1975年）」が採択され、国際連合が1981年を国際障害者年とした頃です。さらに、1983年から1992年の10年間が「国連・障害者の10年」として宣言され、障碍者の権利について日本国民

が考えるようになりました。これに関しては、マスコミによる喧伝も大きな影響を及ぼしたように思います。御巣鷹山の日航ジャンボ機墜落事故（1985年）で亡くなった歌手の坂本九さんは、北海道（札幌テレビ、日本テレビ系列）で「ふれあい広場・サンデー九」の司会を1976年から1985年まで務め、福祉の必要性を社会に訴えました。同じ頃、日本テレビ系列でチャリティー番組の草分けである「24時間テレビ愛は地球を救う」が1978年に始まり、現在まで続いています。この時期は高齢化社会の足音が確実に聞こえ始め、救命医療が進んだことで高齢障碍者が増加した時代でもあります。国民のなかに明日は我が身という意識が芽生え、障碍者への意識も大きく変わりました。

　一方、欧米においても視力障碍者は多かったのですが、障碍者の歴史をまとめた成書は多くありませんでした。ここでは、フランスの視覚障碍者の歴史をもとに、中世から近代の動きを概観し、フランス革命と障碍者の人権運動の関係性について考えてみます。視覚障害というのは障碍のなかでも象徴的です。すなわち、中世の衛生環境を考えれば感染症はどの国でも多いでしょうし、白内障も多かったわけです。晴眼者にとって失明は劇的な変化をともない、リアルには想像できないだけに、失明に対する恐れもあります。そのことがアンビヴァレントな感情を引き起こし、差別や嘲笑の対象になると考えられます。一方で、富裕層からすると視覚障碍者への援助はカトリックの慈愛の精神を表現しやすく、中世においては視覚障碍者だけに公的扶助制度がありました。また、多くのアヴーグルリー（盲人館）が13世紀に建てられ、信者はそのような施設へ寄進することによって自身の魂が救済されるとも考えていたのです[17]。

　18世紀になって二人の人物の登場が社会に変化を起こします。一人はマリア・テレジア女帝の寵愛を受けた音楽家マリア・テレジア・フォン・パラディです。彼女は2歳で失明しましたが音楽の才能に恵まれ、25歳で開催したパリでのコンサートが大成功を収めました。社会は視覚障碍者が他の感覚を活かして才能を開花させたことに大きな関心を持ったのです。障碍者への教育の重要性が認知され、二人目の登場人物である教育者ヴァランタン・アユイ（Valentin Haüy, 1745-1822）が18世紀後半に現れます。彼は残された感覚での代替による

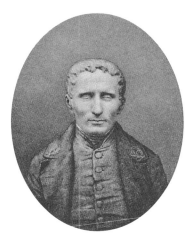

図 4-1. ルイ・ブライユの肖像
（文献 17 より引用）

教育を実践するために、パリに訓盲院を開設し、手作業の労働に従事するための多様な訓練を行ったのです。その後、訓盲院の生徒であったルイ・ブライユ（Louis Braille, 1809-1852, 図 4-1）が点字を開発して教育の改善に貢献しました[17]。

この時期はフランス革命と重なり、啓蒙思想、すなわち理性による人権の確立に社会が動いていたことも関係していると思われます。第 2 次世界大戦後、欧州は福祉政策を次々と打ち出し、なかでも北欧は国民の大きな税負担のもとに福祉国家と呼ばれるようになりました。

さて、ここでフランスの視覚障碍者の職業として興味深い話があります。20世紀はじめにフランスでは日本の視覚障碍者の職業であるマッサージ業が取り入れられ、命運をかけて職業教育が行われたということです[17]。マッサージはフランスで医師により体系化されましたが、視覚障碍者の職業としては確立されていなかったのです。1906 年にヴァランタン・アユイ協会職業リハビリテーション教育センターに医療マッサージのコースがおかれ、現在に至っています[18]。

5 障碍者の苦悩と迫害

日本の社会のなかで障碍者が生活することはいつの時代も容易ではありませんでした。見世物小屋での興行はもちろんのこと、物売り、高利貸し、乞食に至るまで、自分のできることを必死で探し、生活の糧を得ていたようです[19]。

一方、世界に目を移しても人種差別問題が各地に存在しました。植民地時代の白人による有色人種への迫害・搾取、ナチスドイツによるユダヤ人への迫害

は膨大な資料があり、ここで論じるまでもありません。ユダヤ人迫害の陰に隠れて、日本人があまり知らないことに、ナチスドイツにおける障碍者「安楽死」計画があります。1939年から1945年にかけて、12万5千人もの人々が安楽死の名のもとに殺害されたのです[20) 21)]。「生きるに値しない命」を記したビンディング[22)]は治療不可能な患者の生命を根絶することが合法なのかどうかを法的・経済的・医療的側面から検討しました。その第1のケースは不治の癌や肺結核などの疾病者または治療不可能な瀕死の重傷者です。これらの人たちが明確な死への意志を表明している場合には生命の根絶、すなわち殺害を可能にするとしました。第2のケースは不治の認知症患者、第3のケースは意識のない患者で、両者とも患者の家族や後見人が医師2名と法律家1名からなる国家の鑑定委員会に「死の許容」を申請し、認定されるならば殺害を可能とするものです。この後に続いて優生学の本が出版され、最終的には障碍者の安楽死の名のもとに虐殺が行われました。しかも、実行したのは、本来、患者を守る立場にあった精神科医[23)]や看護師でした[24)]。医療従事者が権威を振りかざし、暴走するときに何が起きるのかを、我々は考えておく必要があります。

6 第2次世界大戦後の障碍者の運動

　第2次世界大戦後には世界各地で障碍者の自立（self-reliance, independence）に向けた運動が行われるようになりました。ヨーロッパ列強の植民地支配、人種差別などが終焉を迎え、障碍者の人権を考えるための機が熟したともいえます。以下では各種運動の概要を見てみます。

> ①ノーマライゼーションの思想
> 　1950年代　北欧諸国で知的障碍者の人権擁護に端を発した思想
> 　日本では1981年国際障害者年の頃に広まった
> 　当時、障碍者は保護される存在であった⇒「普通の状態」が強調された
> 　障害者の権利に関する宣言（国連総会決議3447, 1975年12月9日）

②IL（independent living、自立生活）運動
　1960年代　アメリカカリフォルニア大学バークレー校
　ポリオ後遺症で重度の障碍をもつエド・ロバーツが入学
　彼の行動に共鳴して、12名の車いす使用の障碍者が入学
　キャンパス内で共同生活しながら、1972年自立生活センターを設立した
　キャッチフレーズ
　「他人の手を借りて衣服を15分で着て仕事に出かけられる障碍者は、何時間もかけて自分で着替えるけれど、そのために仕事に出かけられない障碍者より自立している」
　専門家の否定⇒ピア・カウンセラー

③バリアフリー：障碍の社会モデルとの関連
　1974年：国連障害者生活環境専門家会議「バリアフリーデザイン」報告書提出
　バリア：物理的バリア、制度的バリア、情報バリア、心的バリア
　1994年：高齢者、身体障害者等が円滑に利用できる特定建築物の建築の促進に関する法律（ハートビル法）
　1996年：日本でも障害者プラン（障害者ノーマライゼーション7ヶ年戦略）でバリアフリー化がうたわれた
　2000年：高齢者、身体障害者等の公共交通機関を利用した移動の円滑化の促進に関する法律（交通バリアフリー法）
　2004年：障害者基本法改正　公共施設、情報利用のバリアフリー化が追加
　2006年：高齢者、障害者等の移動等の円滑化に関する法律（バリアフリー新法）ハートビル法と交通バリアフリー法の統合
　共生社会
　ユニバーサル・デザイン

④障碍者の就労（自立：労働権）　職業リハビリテーション
　1960年：障害者雇用促進法（障害者の雇用の促進等に関する法律）努力義務
　1970年：障害者基本法
　1971年：障害者雇用促進法改正　法的義務
　　　　　現在の法定雇用率1.8%（障害者雇用率制度）　2.0%へ引き上げ検討

アメリカADA法（Americans with Disabilities Act of 1990）障害を持つアメリカ人法
イギリスDDA法（Disability Discrimination Act）1995年制定、2005年改正
　⇒平等法（Equality Act 2010）差別ごとに存在していた差別禁止法を統合

```
    EU：平等待遇指令（2000 年）
 ⑤障碍者自立支援の現状と課題
  2005 年：障害者自立支援法
          支援費制度⇒応益負担（原則1割負担）
  2010 年：障害者自立支援法違憲訴訟（原告・弁護団と厚生労働省が合意文書）
  2012 年：障害者の日常生活及び社会生活を総合的に支援するための法律（障害者総合
          支援法）施行：平成 25 年 4 月 1 日
  基本理念の創設
  障害支援区分の創設
  身体障害者福祉法との関連
          身体障害者手帳
          介護保険法の優先
```

7 戦後の言葉狩り──差別との関係において

　昭和 60 年前後に、文学やマスコミに対して同和団体が中心となって、言葉狩りが行われました。キリストが磔刑にされたときに身体についた傷をスティグマといいます。その後、奴隷や犯罪者に対して烙印をおしましたが、その延長線において否定的な表象をスティグマと呼ぶようになりました[25]。差別の問題は目に見えない否定的な意識に基づくもので、本質的には言葉の問題ではありません。

　しかし、差別語の問題は同和問題と共鳴して大きな社会的運動になってしまいました。部落解放同盟が 1960 年代後半からマスコミのいわゆる差別語使用に対して抗議を始め、1970 年以降には多くの文学作品がその対象になりました[26]。障碍者に関しては、1976 年におきた「ピノキオ問題」です[27]。事件は名古屋市在住の市民が小学館発行の「ピノキオ」に差別表現があるとして抗議したことに始まります。問題にあげられた箇所は、「びっこの　きつねと　めくらの　ねこに出あいました」という部分です。その後、『ピノキオを洗う』会をつくり、小学館に回収・絶版要求を出しました。その結果、「ピノキオ」

は一時絶版となり、図書館の書架からも消えましたが、問題となった表現を変えることで再版になりました[28]。この問題は、のちに「ちびくろサンボ」の問題へとつながります。

　理学療法士に最も身近な言葉としては、「障害者」があります。これも「害」の字が障碍者の尊厳を損なうということで、ひらがなで「障がい者」と記す対応が多くなされています。しかし、本来の問題はそこにはありません。障害者の「害」の字は、常用漢字の制定前には「碍」で、差しさわりがあるという意味でした。まずは元の漢字表記である「障碍者」で問題がないと考えます。ただし、法律にて「障害」が用いられており、それに対しては書き換えができないことは注意が必要です。

8 差別と平等

　差別と不平等は対になって使われる言葉です。人は生まれながらにして平等ということは正しいことですが、はじめに目指すは「機会の平等」であって、「結果の平等」を保障するものではないでしょう。機会の平等は、形式的な機会の平等と実質的な機会の平等に分けることができます[29]。形式的な機会の平等とは参入しようとするものを決して拒絶しないことで、必ず競争に参戦させるという意味です。ただし、どの参加者にも一切の補助をしません。一方、実質的な機会の平等では参加者が同じスタートラインに立てるように補助を行うというものです。しかし、個人の能力の差、参加者が属する地域や階層による有利不利までも同一の条件にするというのは不可能ですが、その努力はあってもよいでしょう。

　それでは、結果の平等は人を幸せにするでしょうか。小学校の運動会で順位はなく、働いても働かなくとも給与は同じ、そこに切磋琢磨はあるのでしょうか。はなはだ疑問です。

　また、男女は基本的人権のうえでは平等（同権）であることはもちろんですが、そもそも生物学的な構造と機能が異なるのですから、何もかにも同じではなく、

役割分担を考えたほうが人は幸せになるのだとすれば、行き過ぎた男女平等は良いのでしょうか。疑問は絶えません。権利と平等については、第10章でもう一度考えます。

> **復習課題**：理学療法はリハビリテーションの思想と結びついて、どのように変わったのでしょうか。自分の考えをまとめてください。
> **予習課題**：次章を一読してください。

【注】
(1) 近世日本では悪い風に中(あた)ることで身体が麻痺すると考えた。気や風がつく病名が多くみられる。

【文献】
1) 上田敏：リハビリテーションを考える——障害者の全人間的復権——．青木書店．1983．
2) ジュール・ミシュレ著（森井真，田代葆訳）：ジャンヌ・ダルク．中央公論社．1987．
3) 砂原茂一：リハビリテーション．岩波書店．1980．
4) 鹿野政直：健康観にみる近代．朝日新聞社．2001．
5) World Health Organization: *International statistical classification of diseases and related health problems*. 10 th revision. Volume 1. Geneva: World Health Organization; 1992.
6) World Health Organization: *International classification of impairments, disabilities, and handicaps*. Geneva: World Health Organization; 1980.
7) 倉野憲司校注：古事記．岩波書店．1991．
8) 宇治木孟：全現代語訳 日本書紀 上．講談社学術文庫．1988．
9) 花田春兆：日本の障碍者の歴史．リハビリテーション研究 54: 2-8, 1987.
10) 立川昭二：江戸病草子 近世の病気と医療．筑摩書房．1998．
11) 谷合侑：盲人の歴史．明石書店．1996．
12) 花田春兆：日本の障害者．中央法規．1997．
13) 生瀬克己：近世日本の障害者と民衆．三一書房．1989．

14) 渡辺信夫編：近世日本の民衆文化と政治．河出書房新社．1992．
15) 大石順教：無手の法悦．春秋社．2008．
16) 中村久子：こころの手足．春秋社．1971．
17) ジナ・ヴェイガン著（加納由紀子訳）：盲人の歴史 中世から現代まで．藤原書店．2013．
18) 殿山希，成島朋美：フランスのマッサージ教育：魅力ある教育カリキュラム編成に向けての調査研究．筑波技術大学テクノレポート 20: 41-50, 2012.
19) 生瀬克己：「孤独」と「放置」の精神史 障害者たちの「近世」・年表編．千書房．1983．
20) 宮野彬：ナチスドイツの安楽死思想——ヒトラーの安楽死計画——．鹿児島大学法文学部紀要 法学論集 4: 119-151, 1968.
21) 佐野誠：ナチス「安楽死」計画への道程．浜松医科大学紀要 一般教育 12: 1-34, 1998.
22) カール・ビンディング，アルフレート・ホッヘ著（森下直貴，佐野誠訳）：「生きるのに値しない命」とは誰のことか ナチス安楽死思想の原典を読む．窓社．2001．
23) クロスチアン・プロス，ゲッツ・アリ編集（林功三訳）：人間の価値 1918年から1945年までのドイツの医学．風行社．1993．
24) 澤田愛子：ナチT4作戦における看護師——その役割分析と共犯のメンタリティーに焦点を当てて——．人間学紀要 35: 12-20, 2005.
25) アーヴィング・ゴッフマン著（石黒毅訳）：スティグマの社会学 烙印を押されたアイデンティティ．せりか書房．2009．
26) 週刊文春編：徹底追及「言葉狩り」と差別．文藝春秋．1994．
27) 生瀬克己：障害者と差別語．健常者への問いかけ．明石書店．1986．
28) 加藤夏希：差別語規制とメディア——『ちびくろサンボ』問題を中心に——．リテラシー史研究 3: 41-54, 2010.
29) 堤大輔：《実質的な機会の平等》の追求は〈結果の平等〉に行き着かざるを得ない》という議論の正しさについて．育英短期大学研究紀要 28: 33-46, 2011.

【その他の関係資料】
1) 河野勝行：障害者の中世．文理閣．1987．
2) 伊藤政雄：歴史の中のろうあ者．近代出版．1998．
3) 花田春兆：日本文学のなかの障害者像 近現代編．明石書店．2002．
4) 中村満紀男，荒川智：障害児教育の歴史．明石書店．2003．

5) 藤本文朗,藤井克己:京都障害者歴史散歩.文理閣.1994.
6) 生瀬克己:近世障害者関係史料集成.明石書店.1996
7) 花田春兆:花田春兆 いくつになったら歩けるの.日本図書センター.2004.
8) 上田敏:リハビリテーションを考える――障害者の全人間的復権――.青木書店.1983.
9) 中島和,花田春兆,小野隆,藤井克徳,片山等:障碍者を見る目に確かさを.成文堂.2004.

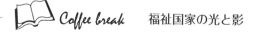
Coffee break　福祉国家の光と影

　北欧諸国、特にスウェーデンは福祉国家として日本でも認知されていますが、その一方で徹底的な個人主義が浸透している社会でもあり、福祉（幸福）の国とは異なる側面もあることが指摘されています。

　スウェーデンは19世紀中期までは最貧国でしたが、19世紀後半からイギリスへ鉄鉱石を輸出し、それをきっかけに技術導入を図り、さらに森林資源などをもとに急速に文明化が進展しました。また、庶民の生活に密着した民芸が活発になり、のちの洗練されたデザイン産業発展の基礎を築いた時代だったのです。国民の福祉に対する意識は高く、20世紀初頭には社会事業中央連盟（CSA）などを中心に政治への働きかけも行われました。その後、社会民主労働党（社民党）が生まれ、戦争の世紀に入り、世界恐慌がスウェーデンにも影を落としましたが、いち早く回復し、1928年議会の一般討論においてペール・アルビン・ハンソン社民党党首が「国民の家」という概念を提唱したのです。スウェーデンが目指す福祉国家像を象徴するもので、「特権を与えられた者と軽んじられた者のいない、寵児と継子のいない良い家であるべき」と訴えました（ここでの継子とは、一般に労働者階級であると捉えられています）。さらには、その実現のために社会的・経済的バリアを破壊するとも述べたのです。

　その後、ナチスドイツが台頭するなかスウェーデンは地理的条件に恵まれたこともあり、戦時中には中立を堅持しました。それが功を奏し、戦後には復興景気が訪れ、現在の国家の基礎が築かれたといえます。その巨益を福祉国家建設のためのインフラ整備へ投入し、このときにリーダーシップをとった社民党2代目党首のエランデルは国民の父として記憶されています。

　さて、"国民の家"思想がもたらしたものは、徹底した平等主義でした。女性は社会へ進出し、子どもは社会が育てるという感覚ができました。スウェーデンでは「福祉」、「障碍者」は百科事典からなくなったということです。つまり、障碍の社会モデルが徹底され、社会のバリアが障碍なのであり、個人には個性があるだけだと理解するわけです。医療、教育などの公共性の高いものは無料であり、それを支える財源は高い消費税などで確保しています。しかも、そのシステムを維持するために、産業の活性化を図る政策も同時にとられているわけです。

しかし、スウェーデンは必ずしも光の側面だけではありません。行き過ぎた平等主義と個人主義の結果として生まれた影の部分があるのです。すなわち、女性の社会進出が家族制度を一変させ（多様な家族のかたち）、犯罪は増加傾向にあるのです。女性は家事をしなくなり、子どもは外で育てられ、子どもも一個人として自由を認められます。行き過ぎた自由と、犯罪増加は無縁ではないでしょう。現在、そのような家族や親の役割に代わる者として、ファデルが存在感を増しているそうです。ファデルはキリスト教において洗礼を受けるとき宗教教育を保障する人で、英語ではゴッドファーザーとも呼ばれます。すなわち、いかなる環境においても頼れる存在は必要であることを示しており、本来的には家族がその機能を有しているはずなのです。日本においても家族制度を変えようとする力を感じますが、「人として社会として何が大切か」、スウェーデンから学ぶ必要があります。

【文献】
1) 福田実，中野智世編著：近代ヨーロッパの探求 15 福祉．ミネルヴァ書房．2012
2) 秋朝礼惠：「国民の家」の子どもたち──スウェーデン社会民主党単独政権時代の子どもをめぐる政策──．ソシオサイエンス 12: 123-138, 2006.
3) 野村佑之：スウェーデンにみる〈家族〉の変遷と「ファデル（ゴッドファーザー）」の今日的意義．青山学院女子短期大学総合文化研究所年報 13: 53-66, 2005.
4) 小宮信夫：スウェーデンの犯罪と福祉．立正大学文学部論叢 115: 35-50, 2002.
5) 竹崎孜：スウェーデンの実験．講談社．1981.
6) 武田龍夫：福祉国家の闘い スウェーデンからの教訓．中央公論新社．2001.
7) 高岡望：日本はスウェーデンになるべきか．PHP 研究所．2010.
8) 北岡孝義：スウェーデンはなぜ強いのか．PHP 研究所．2010.
9) 大熊由紀子：「寝たきり老人」のいる国いない国 真の豊かさへの挑戦．ぶどう社．1990.

理学療法の学問体系と理学療法モデル

> 考えてみよう：理学療法を実施するためにはどのような知識、技術、考え方が必要なのだろうか。

1 理学療法の学問体系

　理学療法の学問体系を考えてみたいと思います。現在の指定規則[1]でも基礎科目がピラミッドの底辺を支え、次に解剖学、生理学、生化学、身体運動学などの専門基礎科目、そして専門科目の3層構造になっております（表5-1）。それを具体的な科目名をあげて例を示すと図5-1のようになります。ただし、

表5-1. 理学療法士養成校の指定規則

	教育内容	単位	備考
基礎分野	科学的思考の基盤 人間と生活	14	
専門基礎分野	人体の構造と機能及び心身の発達	12	講義1単位：15時間
	疾病と障害の成り立ち及び回復過程の促進	12	演習1単位：30時間
	保健・医療・福祉とリハビリテーションの理念	2	実習1単位：45時間
専門分野	基礎理学療法学	6	臨床実習の三分の二以上は病院又は診療所において行うこと
	理学療法評価学	5	
	理学療法治療学	20	
	地域理学療法学	4	
	臨床実習	18	
計		93	大学の卒業要件 124単位以上

臨床医学の位置づけは難しく、教育上は専門基礎科目に分類されておりますが、本来は並列になるのではないでしょうか。特に注目いただきたいのは、中間の専門基礎科目に位置づけた人間学です。すなわち、人が生きるということはどのようなことなのか、基礎科学で学習したこ

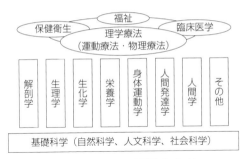

図 5-1. 理学療法の学問体系 （私案）

とを統合的に整理する必要があると考えるのです。これを理学療法学概論で教え、専門科目と有機的に結びつけるのも一つの方法ですし、本書がそれを意図して書かれているものです。

2 理学療法モデル

　理学療法は治療学として生まれました。その意味では今でも治療学ですが、砂原氏は理学療法がリハビリテーションの思想と融合することにより、哲学を得たと言っております[2]。すなわち、患者の人生の文脈をも視野に入れて治療することが求められているのです。

　ここで参考にすべきは、カントの人間学[3]であると考えています。彼はそれを、生物学的人間学と実践的人間学とに分類しました。人には命を維持するための生理学的な側面と、社会に生きる人間としての側面があるということです。我々は、理学療法を実践するにあたって、科学的な治療法を提供するのみならず、対象者の人生の文脈に対する配慮を忘れてはならないわけです。また、その一方で実際の臨床では、推論モデル、障碍モデルなどのしっかりとした理論に基づき、治療を行うことが求められております。

3 理学療法の枠組みモデル──医療倫理学・人間学の視点から

ここでは、理学療法を3層のモデルで捉えてみたいと思います[4]。第1層は枠組みモデル、第2層は推論モデル、第3層は治療・介入モデルです。それらを一つずつ説明します。

第1層目は枠組みモデル（frame model, 図5-2）です。医療倫理の4原則をもとにした原則論を骨格として、手順論と物語論が調和するように考えるもの[5]であり、手順論が治療学としての理学療法に、物語論は対象者の人生・価値観にあたります。アメリカ型の医療倫理の4原則としては自律尊重、無害性、恩恵、正義があげられ、それぞれ「自己決定権の尊重」、「患者にとって危害となるようなことはすべきではない」、「患者にとって恩恵となることはすべきだ」、「公平と公正」の意味を持ちます。また、このモデルは先ほど説明したカントの人間学に相当することもおわかりいただけるものと思います。

物語論を語るうえで、私には忘れられない話があります。若き日に多くの教えを受けたある精神科医の先生のエピソードです。先生が医師として駆け出しの頃、閉鎖病棟で統合失調症の患者さんを担当されていました。あるとき、病室を訪れると、壁に「この世の関節が曲がっている」と書かれていたそうです。そのときは忙しさもあり気にも留めなかったそうですが、その後、手をつけていなかったシェークスピア文学に触れるようになり、ハムレットを読んでいて、病室の壁に書かれていた一節を思い出したそうです。当時を振り返り、自分は何と教養豊かな人を閉鎖病棟に閉じ込めていたのだろうか、その権利が自分にあったのだろうかと、苦悩されたことを教えてくれま

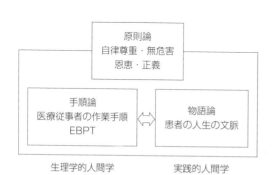

図5-2. 医療倫理学および人間学を基礎とした理学療法の枠組みモデル

した。臨床の忙しさのなかで、患者さんを"長い人生を歩んできた人"として診ることができているのだろうかと自問自答したそうです。私も患者さんとの関わりをとおし、同じことを日々感じていました。

多くの患者は中途障碍であり、人生において初めての経験をしているわけです。先行きがわからず不安であることは想像に難くありません。黄昏（たそがれ）の語源は、夕暮れ時に暗くて向こうからくる相手がよく見えない「誰そ彼」という不安の心理を表しているそうです。まさしく、初めて身体が不自由になる経験をした方の情景ではないでしょうか。

カレン・ホーナイはその著書「現代の神経症的人格」[6]のなかで、人々の不安は育った文化に依存するのだと言いました。ホーナイはフロイト心理学から出発し、その画一的な捉え方に異を唱えた精神科医です。すなわち、日本人の不安を理解するには、日本文化の理解が欠かせないということになります。これについては、後で詳しく述べたいと思います。

そのように不安を抱えた患者に対して、理学療法士はどのような役割を担っているのかというと、私は一緒に寄り添いながら歩く道案内人だと思っております。もしくは、道を照らす灯台であるとも思っております。しかし、そのような存在になるのは容易ではありません。

4 推論モデル

理学療法の第2層は推論モデルであることを説明しました。処方箋が出されましたら、患者に会う前に病棟やカルテ（診療録）などを利用して情報を収集し、医療面接をしたのちに理学療法評価を行います。そこで、障碍モデル等を用いて仮説を立て、修正を繰り返しながら最終的に障碍構造を決定します。そして、短期・長期の目標を立て、それを実現するための理学療法プログラムを立て、実際の治療に入ります。ある期間、治療を実施したのちに再評価を行い、その時期の障碍構造を決定し、プログラムを改変してゆきます。この繰り返しが実際の臨床になるのです[7]。さらに、臨床で患者の障碍構造を決定するためには、

多くの知識とそれを達観するメタ認知の能力が必要であることは確認しておきたいと思います（図5-3）。

推論モデルは一つではありません。我々の重要な評価方法の一つに観察による運動動作分析があります（図5-4）。運動軌道・関節運動の観察により、筋の作用や中枢神経の制御の良し悪しを分析するものです。いわゆるトップダウンによる手法は理学療法評価の効率化を図るのみならず、何より機能障碍が動作

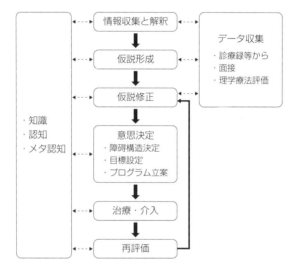

図5-3. 推論モデル（障碍構造およびプログラムの決定）

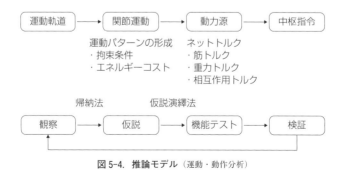

図5-4. 推論モデル（運動・動作分析）

に与える影響を科学的に検証するために必要なプロセスと言えます。なぜなら、帰納法で仮説を立て、仮説演繹法によって検証するプロセスは、まさに科学的手法に基づいているからです。このような過程を繰り返すことで、ある機能障碍が動作と関連している確からしさを高めることが可能になります。

5 治療モデル——医学モデルと障碍モデル

次は、第3層の治療モデルです。これには、医学モデルや障碍モデルなどが相当します（図5-5）。理学療法においても、内部障害に対する治療では医学モデルを用いることがあります。

国際障害分類（International Classification of Impairments, Disabilities, and Handicaps; ICIDH）[8] は国際疾病分類（International statistical classification of diseases and related health problems; ICD）[9] の兄妹分類として提案されたもので、概念モデルはWoodが報告したモデルに因っています。疾病の帰結として障碍を定義しており、障碍は個人の問題として捉えられているのです。機能障碍を原因として、能力低下が生じ、さらに社会的不利がもたらされるとする因果論に基づいています。しかし、能力低下のレベルには、機能障碍によって生じる動作などの障碍と、自助具や歩行補助具などを使用しても残存する障碍が混在しているという点が問題点です。

一方、アメリカにおいて普及しているNagiモデル[10][11]は、ICIDHの問題としてあげられた機能障碍の帰結として生じる障碍を機能的制限として純粋に

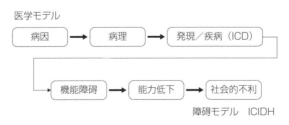

図5-5. 医学モデルと障碍モデルの関係

分けて定義しています。つまり、自助具や補助具を何も使わない通常の状態で、その人が有する機能障碍によってどのような機能的制限を生じるか、まずは分類するのです[12]。また、その点において理学療法プログラムを作成するのに重要な機能障碍と機能的制限との因果を明快に説明できるという特徴を持っています。さらに、Nagi モデルにおける障碍 disability は、ICIDH における能力低下 disability とは異なる概念であり、自助具や補助具などの資源を用いても残存する障碍であり、社会政策によるインフラ整備の遅れによっても生じえます。別の言い方をするならば、機能的制限があったとしても、適切な自助具や補助具、環境整備により動作を遂行できるならば、その個人にとって障碍はないことになるのです[12]。例えば、腓骨神経麻痺による下垂足があるとします。装具をつけなければ、歩行では下肢を過剰に屈曲して足クリアランスを確保しますし、前足部接地となり、速くは歩けないでしょう。これが Nagi モデルでいう機能的制限です。そこで、適切な装具をつければ Disability は生じないかもしれませんし、その時点でまだ不自由が残れば Disability として定義されます。ただし、機能的制限を明確にしたために、個人の延長線にある問題と社会政策の問題が障碍 disability に混在しているという課題も残されています。

　この問題を解決するために、National Center for Medical Rehabilitation Research（NCMRR）が提案した分類[13]は、Nagi モデルにおける障碍 disability から社会的制限 Societal limitation を分離したものです（図5-6）。ICIDH から NCMRR までの変化を通観してみると、障碍を個人の帰結として捉えることを基本として、個人的要因と社会的要因を明確に区別するための努力が払われています。別の言い方をするならば、障碍は社会に起因するという社会モデルを大局に見据えながら問題を整理しようとしているように見えます。結局のところ、理学療法において治療プログラムを立案する場合には、機能障碍と機能的制限の関係が明確であるモデルを用いたほうが因果論的に説明しやすいのは事実です。

　これらの因果モデルは、単に一方通行であるとは限りません。例えば、歩行できないことが、下肢筋力の低下を促すこともあります。それを整理するため

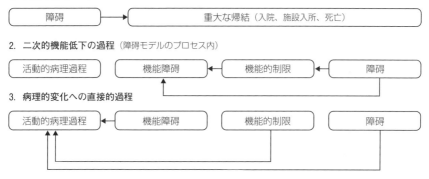

図 5-6. 障碍過程 （文献 14 より引用）

に、Jette ら[14] は障碍過程（disablement process）と帰結を Nagi のモデルにしたがって分類しました。機能的制限の帰結としての障碍（disability）は生活の質（quality of life, QOL）に影響します。また、障碍は遡って機能的制限に影響し、機能的制限の変化は機能障害に影響します。加えて、それらは全て直接的に活動的病理学過程にも影響するというものです。

さて、最後にリハビリテーション医療の世界に登場したのは ICIDH の改訂版として提案された国際生活機能分類[15]（International Classification of functioning, Disability and Health, ICF）です。本邦ではリハビリテーション医を中心として積極的に活用方法が探られていますが、前述したモデルの流れとは一線を画していることが理解できます。当初、障碍のみならず健康状態を示すモデルとされ、健康とは「肉体的、精神的、社会的に完全に良好な状態であり、単に疾病又は虚弱の存在しないことではない」と WHO によって定義されています。しかしながら、実用段階では健康状態に疾病を記載するなど、健康状態を単純に疾病の有無によって定義するなど矛盾も存在します。また、因果論ではなく相互作用によってモデルが表現されており、理学療法においては治療と効果の関係を明確にできないことも大きな問題です（図5-7）。ICF は ICIDH の改訂版として見直し作業が進められましたが、その過程は医学モデルの延長線上にあるとの

ICIDH (International Classification of Impairments, Disabilities, and Handicaps)

疾病 Disease	機能障害 Impairment	能力低下 Disability	社会的不利 Handicap

Nagi model

活動的病理過程 Active pathology	機能障害 Impairment	機能的制限 Functional limitation	障害 Disability

NCMRR (National Center for Medical Rehabilitation Research Classification)

病態生理 pathophysiology	機能障害 Impairment	機能的制限 Functional limitation	障害 Disability	社会的制限 Societal limitation

社会モデルの考慮

図5-7. **各種の障碍モデル**（文献4より引用）

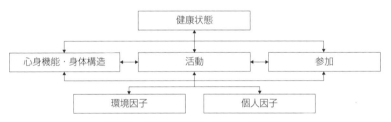

図5-8. **生活機能モデル**（文献15より引用）

ICIDH批判に対して、社会モデルとしても改訂版を位置づけることを意図したものでした[16]。すなわち、生物—心理—社会モデル（biopsychosocial model）を採用し、医学モデルと社会モデルを統合しようと試みたのです。社会モデルにおけるimpairmentとdisabilityの2つの次元に対して、ICFは活動という中間的な要素を入れることで、統合を図りました。障碍学との論争によってリハビリテーション学が変化を遂げようとしてきたことは、1999年にNational Institute on Disability and Rehabilitation Research（NIDRR）が報告した5年計画書[17]のなかにも新しい障碍のパラダイムとして、社会モデルが取り入れ

られていることからもわかります。

　さて、WHOが述べているように、健康増進に関わる職種の共通言語としてICFを位置づけるのであれば、理学療法分野ではICFを考慮した独自のモデルを形成することが必要です[18) 19)]。アメリカ理学療法士協会がNagiのSchemeを活用しているのはそのためであり、ICFで解体された機能障碍と機能的制限の関係を重要視しているからだと考えられます。

　臨床における治療は障碍モデルをもとに、因果論によって組み立てるのが最も基本的な形です。すなわち、歩行能力が低下しているのが筋力低下によるものだとすれば、筋力を強化することによって歩行能力が高まるという考え方です。さらに、その帰結として関係する社会的不利も改善すると考えます。

　また、機能障碍のなかでも因果論は成り立ちます。下肢に痛みがあって歩けない場合には、痛みの原因を特定し、例えばそれが筋の腫脹であるならば徒手により圧迫を加えて腫脹を改善し、痛みを改善するものです。その帰結として、歩行能力の改善が得られるのです。

　一方、身体機能が変化しない場合には、運動学習理論、課題（目標）指向型アプローチがあります。臨床における運動学習理論は、残存機能を活かした（効率の良いまたは目的にあった）運動パターンの練習を繰り返し行うことで、比較的永続的にその運動パターンを獲得することです。右下肢の筋力低下があり椅子から立ち上がれない場合に、左下肢に荷重を多くするために重心軌道を左側へ偏移するように立ち上がることを繰り返し練習することなどがその例です。一方、課題指向型アプローチでは、利き手に運動麻痺があり箸をうまく使えない場合に、食事を自分でとれるようにするということを目標とし、色々な手段を用いてそれを実現することを考えるものです。ですから、方法は一つではありません。利き手交換をすることも一つの選択ですし、利き手でスプーンを用いる、机の高さを調節するなど多様な選択肢があるわけです。

　ICFではより環境因子を調整して、社会参加への障壁を取り除こうと指向します。治療モデルは、対象者の身体的状況、介入の時期などによって多様です。障碍モデルを基本として、個々人の状態に適したモデルを選択して、プログラ

ムを組み立てることが理学療法士に求められています。

> 復習課題：自校のカリキュラムをもとに、理学療法士に必要な知識とは何かを説明してください。
> 予習課題：第6章を一読してください。

【文献】

1) 理学療法士作業療法士学校養成施設指定規則（昭和41年3月30日文部省・厚生省令第3号）．最終改正：平成22年4月1日 文部科学省・厚生労働省令第2号．
2) 砂原茂一：リハビリテーション．岩波書店．1980.
3) カント：カント全集15 人間学．岩波書店．2003.
4) 藤澤宏幸：理学療法における障害構造分析．理学療法の歩み 22: 11-16, 2011.
5) 宮坂道夫：医療倫理学の方法 原則・手順・ナラティヴ．医学書院．2005.
6) カレン・ホーナイ著（我妻洋訳）：ホーナイ全集 第2巻 現代の神経症的人格．誠信書房．1993.
7) Jones, M., Jensen, G., et al.: Clinical reasoning in physiotherapy. In: Higgs, J., Jones, M., editors. *Clinical reasoning in the health profession*. 2nd ed. London: Butterworth-Heinemann; 2000. pp.117-127.
8) World Health Organization: *International classification of impairments, disabilities, and handicaps*. Geneva: World Health Organization; 1980.
9) World Health Organization: *International statistical classification of diseases and related health problems*. 10 th revision. Volume 1. Geneva: World Health Organization; 1992.
10) Nagi, S. Z.: Disability concepts revisited: Implications for prevention. In: Pope, A. M., Tarlov, A. R. Disability in America. *Toward a national agenda for prevention*. Washington: National Academy Press; 1991. pp.309-327.
11) Pope, A. M., Tarlov, A. R., eds: Disability in America. *Toward a national agenda for prevention*. Washington: National Academy Press; 1991. pp.1-31.
12) American Physical Therapy Association: *Guide to physical therapist practice* 2nd eds. Alexandria: American Physical Therapy Association; 2001. pp.19-28.
13) National center for medical rehabilitation research: *Research plan for the nation-*

al center for medical rehabilitation research. NIH publication No.93-3509. Public Health Service; 1993.
14) Verbrugge, L. M., Jette, A. M.: The disablement process. Soc Sci Med 38: 1-14, 1994.
15) World Health Organization: *International classification of functioning, disability, and health*. Geneva: World Health Organization; 2001.
16) 杉野昭博：障害学——理論形成と射程——．東京：東京大学出版会; 2007.
17) National Institute on Disability and Rehabilitation Research: Notices of final long range plan for fiscal year 1999-2004. Federal register 1999; 64（161）: 45743-45784.
18) 中村隆一，長崎浩：リハビリテーション研究の原点を省みる——国際障害分類の改訂にさいして——．国リハ研紀 2000; 21: 1-12.
19) 藤澤宏幸，伊橋光二：臨床における運動・動作分析の科学的検証——体系化に向けて．理学療法学 2004; 31（S1）: 105.

【その他の関連資料】
1) 中村隆一：病気、障害、そして健康——新しいモデルを求めて．海鳴社．1983.

理学療法の実践

> 考えてみよう：理学療法は実際にどのような流れで行われるのだろうか？

1 理学療法の流れ

　前章では理学療法モデルを提示しました。ここでは、実際の状況がイメージできるように流れを説明します。病院施設等においては、理学療法は医師の指示のもとに実施されますので、処方箋が必要です。病院の診療科構成にもよりますが、リハビリテーション医が不在の場合には各診療科の主治医からリハビリテーション部へ処方が出されます。リハビリテーション医がいる場合には、各診療科の主治医からリハビリテーション医に紹介状が送られて、リハビリテ

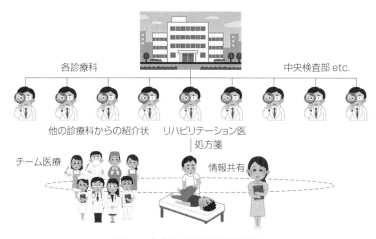

図6-1. 病院における理学療法の流れ

ーション医があらためて診察したのちに処方箋が出されます（図6-1）。

　処方を受け取ったら、理学療法士は病棟へ情報収集に行きます。大きな病院では電子カルテが導入されていることが増えていますので、病棟へ行かずとも生化学検査、画像検査などの情報についてはコンピュータ端末を介して得ることができます。ただし、手術などの詳細を確認する場合や、病態に関する確認は医師に直接行うほうがよいでしょう。また、病棟での患者の様子などは看護師から直接聴き、情報共有するように心がけます。患者に会う前には、大方の情報を把握していることが必要です。

　さて、整形外科、心臓外科などの外科系の診療科からは手術前に理学療法が処方される場合があります。目的としては、事前に体力を向上させ、手術の侵襲や術後の安静によって生じる体力低下のレベルを最小限にすること、術後のリハビリテーションの進め方をあらかじめ伝え不安を少しでも取り除いてもらうことなどがあげられます。

　初回では自己紹介したのち、患者の訴え、困っていることなどを聴きます（医療面接）。そして、これからどのように理学療法が進められるのかを説明し、同意を得ます。それから理学療法評価を始めます。一つには、実際に困っている動作から分析を始め、機能障碍に対する仮説を立て、各機能障碍テストで検証する進め方があります（トップダウン）。もう一つには、事前に収集した情報から機能障碍に対する仮説を立て、各機能障碍テストを実施し、その後に動作との整合性を確認する方法があります（ボトムアップ）。

　最終的に障碍モデルを用いて障碍構造を決定します。そして、患者が自宅へ、さらには職場（社会）へ帰るために必要なこと（ニーズ）を整理し、目標を設定します。目標は、比較的短時間で実現できそうな短期目標と、2~3ヶ月で実現できそうな長期目標を立てます。長期目標は急性期病院であれば、退院までの目安です。目標にあわせてプログラムを立案し、計画書を作成します。医師の承認を得た後、再び患者に評価結果、目標、治療プログラムなどを説明し、同意を得た後に実際の治療に入ります。

　近年では、リハビリテーションなどの進め方が、疾病ごとにある程度決めら

れていることも多くなりました（クリティカルパス）。しかし、医療はあくまでも個別です。クリティカルパスにしたがいながら、個別の状況にあわせた治療を行います。

　リハビリテーション医療はチーム医療です。関連職種との情報交換が欠かせません。医療相談員（medical social worker, MSW）は患者と社会をつなぐ要です。社会復帰のための情報を集約し、関係者との調整に関わります。技術職だけではなく、多くの職種がチーム医療の一員であることを認識してください。多くの専門職が関わりますので、チームとしての方向性が一致していることが重要です。そのため、チームのメンバーが一堂に介して情報交換し、治療や支援の方向性を決めるために会議を開きます（ケースカンファレンス）。当然、理学療法士も参加して、専門職としての立場から意見を述べるのです。その意味で、コミュニケーション能力、プレゼンテーション能力は臨床の場面においても必要となるのです。

2 EBPTの実践

　前章で理学療法モデルにおける第1層の枠組みモデルで、全人間的に患者と接することが重要であるといいました。患者の人生を忘れず、自分と同じ生活者であるという視点です（物語論）。一方で、専門職としては原則論にしたがって、効果的な治療を行う必要があります。医療従事者が患者へ治療を行う際に、傷害罪が阻却されるための条件は第3章で説明したように、インフォームド・コンセント、医療的適応性、医学的正当性の3条件が充たされていることが必要です。そのうち、医療的適応性と医学的正当性をどのように担保するのかが次の問題になります。

　そこで、証拠に基づいた理学療法（evidence based of physical therapy, EBPT）の提供が必要になります。疫学的に治療の効果を明確にして、現代の医療で認められたものを治療方法の選択肢とするということです[1]。

3 専門職の権威

　見ず知らずの医療従事者を患者が信じて治療に協力してもらうためには、何が必要なのでしょうか。従来、医師をはじめとする医療従事者に対する権威を認めて協力してくれると考えていました。

　医師の権威は、知的権威、道徳的権威、カリスマ的権威に分けて説明されてきました[2]。一方、中川[3]は医者のモデル・イメージを魔法使いモデル、学者モデル、科学者モデル、技術者モデルに分けて説明しています。さらに、これからの時代には支援者モデルが重要であるといいます。すなわち、科学者モデルや、さらに専門化した技術者モデルでは画一的な唯一の絶対的な法則に向かって収斂してゆきますが、実は医療は不確実な知識に立っています。そのことを前提として、まずは患者と人間として向き合うことが重要なのだというのです。欧米の医学教育では「ヒト」ではなく「人」として見ることを教えます。解剖でさえも選択科目であるところがあるそうです。そのかわり、インターパーソナルスキルを基礎教育として必修としています。前章にて、理学療法の枠組みモデルで示したように人間学を基礎としているということです。ただし、権威が全く不必要であるとも言えず、極端に単純化した解釈は無理があることも理解しておきたいものです。

　一方、日本人が医療従事者の指示にしたがってくれる理由は別のところにあるようにも感じます。日本社会には欧米社会にはない「他者への信頼」があるからだと思えてなりません。人は生まれながらに善であるという"性善説"の息づく日本ならではの医療者―患者関係があるのではないでしょうか。

4 理学療法士のイメージとモデル

　理学療法士は非侵襲的治療を行うにもかかわらず、身体的接触が多く、さらに個別の対応時間が他の医療職と比較して長いのが特徴です。加えて、運動療法においては理学療法士だけが努力しても治療は成り立たず、患者の協力が必

要不可欠なのです。その場合には、理学療法士はコーチに近い存在になり、必要な技術としてはコーチングテクニック[4)5)]となります。理学療法士の役割については第13章で詳しく述べます。

5 ラポートの構築

医療においてラポート（rapport）は医療従事者と患者の治療的信頼関係と訳されます[6)]。語源はレポート（report）と同じであり、フランス語の"rapporter"です。その意味は"bring back"（持ち帰る）であり、語源から想像すると中世のヨーロッパでは何かの命令のもとに約束を果たすことが信頼関係を築く重要なポイントであったと推測されます。

先ほども述べましたが、理学療法は身体的接触の多い仕事です。患者との信頼関係がなければ成立しません。特に初めてお会いする方の身体に直接触れて検査をするわけですから、短時間で信頼してもらうことが必要となります。もしかすると、時間とともに患者が理学療法士に寄せてくれる信頼の意味合いが変化するかもしれません。最初は医療の専門職、すなわち国家資格への信頼で、徐々に個人への信頼へと変化するように思います。それが速やかに移行することが望ましいでしょう。

6 動機づけ

理学療法は一人称複数の治療です。すなわち「我々の治療」として、理学療法士と患者の二人三脚で成り立つものなのです。患者には主体となって行動してもらう必要があるわけですが、人を動かす源が動機です。動機には外発的動機づけと内発的動機づけがありますが、自ら動いてもらうためには内発的動機づけが重要になるのです[7)]。デシは「他者をどのように動機づけるか」ではなく、「どのようにすれば他者が自ら動機づける条件を生み出せるか」を問うことが大切であるといいます。そうして動いてもらうことが、自己効力感を高め

ることにつながるのです。

> 復習課題：次ページに掲載した症例に対して、国際障害分類（ICIDH）のモデルをもとに障碍構造を分析してください。
> 予習課題：資料3および4を一読してきてください。

演習：脳卒中片麻痺患者の障碍構造（ICIDH）を推定する

【症例】Aさんは年齢67歳の女性で、仙台市青葉区国見に住んでいる。住宅は2階建て（持ち家）、周囲は小高い山の中腹にある住宅地で仙台をまさしく一望できる位置にあるが、坂が多く、仙台中心地に比べて雪も多い。家族は、既に長年勤めた会社を退職した夫（同居）と、結婚して東京在住の長女が一人おり、娘には小学生になる子どもが二人いる。配偶者の年金を主たる収入としているが、老後の蓄えに少し不安があり、自身も近くのスーパーでパートタイムにて働いていた（徒歩1km程度）。買い物は、自身の働くスーパーか、近郊の大型店に夫が運転する車で行き、用事をすませていた。また、発症前には趣味の絵画を楽しみ、水彩画（風景画）を得意として、月に1度は仲間とスケッチに出かけていた。Aさんは某年7月、2階の寝室で朝起きたときに立ち上がろうとしても右足に力が入らず、言葉もうまく発音できなくなっていた。家族はすぐに救急車を呼び、近隣の総合病院で脳梗塞との診断を受け入院となった。症状が落ち着き、発症後2日目に理学療法が処方されベッドサイドから運動療法が開始された。当初は全く右手と右足に力が入らない状態であったが、少しずつ自分の意志で動かせるようになっていった。3ヶ月が過ぎ、現在ではベッドから起き上がって自分で立ち上がることができるようになった。さらに、体重の3分の2程度は右足にかけられるようになり、麻痺のない左足と左手をうまく使い、T字杖歩行ができるようになった。しかし、階段昇降は練習中で見守りが必要な状況である。一方、利き手であった右手は不自由なままであり、廃用手の状態である。また、右上・下肢には中等度の感覚障碍も残存している。更衣動作では左上肢

でボタンを留められるようになったが、紐を結ぶことはできない。加えて、ズボンをはくことはできるが、スカートウェスト部分のホックを留めることは難しい。トイレ動作における着脱については、病衣（ズボンタイプ）であれば可能で、清拭も左手で行える。入浴では、浴槽に脚をのばして入ると立ち上がりに介助が必要、シャワーの操作はできるが、タオルを片手で絞ることはできず、背中が洗えない。食事は左手でスプーンを用いて可能であるが、食器はテーブルにおいたままであり、スプーンですくうのに苦労している。3ヶ月が経過し、病院では退院を計画している。

以上の情報をもとに、Aさんの障碍構造を整理してください。

【文献】

1) 藤澤宏幸：EBPTをとおして今何が必要かを考える．理学療法の歩み 18: 31-39, 2007.
2) 砂原茂一：医者と患者と病院と．岩波書店．1983.
3) 中川米造：サービスとしての医療．農村漁村文化協会．1987.
4) 奥田弘美，本山雅英：医療者向けコミュニケーション法 メディカル・サポート・コーチング入門．日本医療情報センター．2003.
5) 鈴木義幸：図解 コーチングスキル．Discover21. 2005.
6) 藤澤宏幸：ラポートについて考える．理学療法ジャーナル 31: 298-299, 1997.
7) エドワード・L・デシ，リチャード・フラスト著（桜井茂男訳）：人を伸ばす力．新曜社．1999.

【その他の関連資料】

1) エイドリアン・ファーナム著（細江達郎監訳）：すべては心のなかに．北大路書房．1999.
2) エイドリアン・ファーナム著（細江達郎監訳）：しろうと理論．北大路書房．1992.
3) Straus, S. E., Richardson, W. S., Glasziou, P., Haynes, R. B.: *Evidence-based medicine* 3rd ed. Elsevier. Edinburgh. 2005.
4) 日本クリニカル・エビデンス編集委員会：クリニカル・エビデンス Issue 9 日本語版．日本BP社．2004.

07 障碍受容

> 考えてみよう：中途障碍者はどのように障碍を受け止めるのだろうか。その過程は？

1 障碍受容とは何か

　体に大きな不調もなく人生を歩んでいて、突然に機能障碍が生じたとき、人は大きなショックを受けます。それは、健康な人にとっては想像するだけで恐ろしく感じるようなことです。しかし、当たり前のことではありますが、それはきわめて個人的な体験であり、周囲の人々がその苦しみを本当に理解することは大変難しいことです。

　理学療法は基本的に患者の協力なくしては成果を出せません。もちろん、当事者自身のことですから、患者の役割としても治療に協力する義務があるといえますが、気持ちが向かなければ人は行動できないのです。したがって、臨床では障碍受容にあわせた対応をしなければ先に進めないことをよく経験します。まずは、自身におきたことを落ち着いて考える時間が必要な場合もあります。気持ちが治療に向いていないときに、無理に運動を強いても信頼関係が悪化することのほうが多いように思います。患者がどのように障碍と向き合っているのか、理学療法士にも心理的状態を把握することが求められるのです。

2 障碍受容のステージ理論

　障碍受容（accept of disability）の研究はアメリカを中心に、第2次大戦後の戦

傷者への心のケアの必要性から発展してきました。障碍受容に関する理論は1950年代から形成され始め、Graysonが障碍受容の重要性を初めて主張したとされています[1]。Graysonは、障碍受容が身体、心理、社会の多次元で捉えられるべきであると述べています[2]。その後、Wrightが"価値の転換"に重きをおいた障碍受容論を展開しました[3]。これは、Wright自身も研究に参加しているDemboら[4]の調査結果をもとにしています。すなわち、第2次世界大戦で負傷した人たちを中心とした177名へのインタヴュー結果を一般化したものでした。日本においては上田がいち早く紹介しています[5]。

　1960年代に入り、ショックを受けた状態から様々な葛藤を経て、身体や環境に適応するまでの過程をいくつかの段階に区切った説明（ステージ理論）が提案されています。Cohnは適応（adjustment）までの過程を5つの段階（stage）に分けました[6]。その後、Finkが危機に対する反応として、4段階で説明しました[7]。

---

① **Nancy Cohn**（1961年）：目標に対する活動と価値という点から障碍受容を論じています。

ショック期（shock）：診断を受けたばかりで治療の初期にあたる。これは私ではない、すぐに夢から醒めるはずなどと考える。現実を受け入れられていない状態。

回復への期待（expectancy of recovery）：すぐにきっと良くなる。すぐに退院できる。回復して良くなることしか考えない状態。

悲哀（mourning）：障碍の障壁に押し戻されて、目標が見いだせない。障碍に立ち向かう気力を失っている状態。

防衛（defensive stage A: healthy, stage B: neurotic）
　A（健康的）：障碍に対処し始める。障碍があるなかで目標を見つける。
　B（神経症的）：防衛機制を多用する。障碍を隠そうとすることもある。

適応・調整（adjustment）：障碍を自分の特徴のひとつとして捉え、残された機能障碍に合わせて生活している。

② **Stephen L. Fink**（1967年）：動機という視点から障碍受容を論じています。

ショック（shock）：ショックは精神的な危険信号として生じる。現実は許容範囲を超えてしまい、対応できない状態。身体的な傷害によるショック期には損傷の回

復へと注意が向く。病期としては急性期に相当。
- **防衛的退行**（defensive retreat）：恐れや怒りに対して闘争・逃避反応を示す。現実をありのまま受け入れることが困難なために、現実を否定や歪曲する。病期としては回復期に相当。
- **自認**（acknowledgment）：現実とあらためて向き合う時期。既に現実から逃避することはない。感情状態としては、悲哀のためにひどいうつ傾向になることもある。「なぜ私にそれが起きたのか、いったい私が何をしたというのだ」という思いが湧き起こる。それが、徐々に反転し、自分自身に生きる意味があることを感じ始める時期。病期としては急速な回復が終わり、緩徐な回復へ移行する（回復停滞期）。
- **適応**（adaptation）：新しい価値観をつくりだす。徐々に満足できる経験が増え、将来に向けて希望を見いだし始めている。人生のより深い意味について理解できるようになる。病期としては障碍が固定される時期。

一方、Elisabeth Kübler-Ross（1969 年）は臨死体験から"死の受容"へ至る過程について、5つの段階（否認と隔離、怒り、取引、抑うつ、受容）に分類して説明しましたが、障碍受容の過程の理解にも応用されています[8]。この時期に、精神的な危機に直面した人の心の理解にステージ理論が適用されていたことがわかります。受容（acceptance）という言葉も適応（adjustment, adaptation）という言葉へ変化し、適応の意味合いも研究者によって微妙に違うのです。

段階理論に関する批判も当然ありました。水島[9]は的確にその批判をまとめています。①人間の心理的回復過程を単純化しすぎている、②実証性に乏しい、③身体障碍を念頭におき頭部外傷や精神障碍へ適応しにくい、④多くの人はこの段階を行ったり来たりする、⑤治療スタッフが段階理論をうのみにして次の段階を期待する、⑥死に至るわけではないので受容は難しい、⑦心理的反応は入院中よりも退院後に生じやすい、⑧社会的影響が考慮されていない。特に、④については臨床にいると実感するもので、Yoshida[10]が振り子理論として提案しています。

障碍受容に関しては、当事者の意見も重要です。岩井[11]は障碍受容を「病気や怪我などで精神や身体の機能の一部を失った者が、その事実を受け入れること」と定義し、自らがギラン・バレー症候群に罹患した経験を踏まえたうえ

で、「障碍告知」があてにならないとし、障碍の最終的な回復には個人差があること、長期間かかって緩徐に回復する例があることを指摘しています。その意味で、当事者は医療従事者が障碍受容を強要すると感じたとも言うのです。このことは、第6章でも中川の言葉を借りて説明したように、医療は不確実であるということを前提に患者と向き合うことの必要性が浮き彫りになります。また、2006年にリハビリテーション医療に日数制限が設けられた際、脳血管障碍の闘病仲間たちが、「完全にもとの身体に戻してください」というような非現実的な回復への期待を抱いているわけではなく、「回復期のような急速な回復は望めなくても、時間をかけてもう少し身体機能を上げたい」と、ごく普通の感性で共感可能なニーズを口にしただけであると述懐しています。すなわち、医療の側からそのような人たちにも、障碍を受け入れて生活に目を向けなさいと、障碍受容を強要している可能性があるということです。

　また、医師の新舎[12]は大学時代に事故で頸髄損傷になり、車いすで移動し、医師として働いているそうです。彼は価値転換論を批判して、価値の転換というより価値の拡大ではないかということをいっています。「『歩けない』より『歩ける』ほうがいいに決まっているし、『歩けない』という事実に満足しているものなど一人もいないであろう。とりあえず『仕方ない。車いすでもいいや』という程度の話であろう」と述べています。また、先ほどの岩井は価値転換論を一読したときに、イソップの「酸っぱいブドウ」[13]を思い出したと言います。「あのブドウは酸っぱいから自分に必要ない」と本心から信じ込む狐になれと要求されたような気分であり、そこにある種の欺瞞を感じたとも言います[14]。

　結局のところ、健常者の立場からは障碍者の心境を理解するのは難しいということかもしれません。その一方で、理想を掲げるのではなく、等身大の同じ生きる人間として自身の感情を投影することは可能であるとも言えます。すなわち、苦難の大小はあるけれども、生きるにあたっての困難は誰にでもあります。それゆえに、可能な範囲で共感することはできるかもしれないと思うのです。笑ったり、泣いたり、過信したり、落ち込んだり、同じ感情を持つ人間として少しでも共感できればと思います。ただし、共感を自分の体験をもって同

一視することは避けなければなりません。あくまでも、糸口であって、個人の体験はその人にとって特別なものです。単純にわかったつもりになるのは良い結果をもたらさないでしょう。その点を十分にわきまえ、理学療法の技術をもってしっかりと支援することが臨床では肝要です。

3 障碍受容の再考

中途障碍者がショックを受けることを、心的外傷（psychological trauma）注 (1) としてみることが障碍者の心の理解に役立つのではないかと南雲は提案します[15]。その後に生じる心的外傷後ストレス障害（post-traumatic stress disorder, PTSD）については、ナラティブ・セラピーに効果があるとされ、それは特別なことではなく、その人の話を聞くことから始まります[16]。自ら語ることで、自らを癒す力があることを期待するのです。どのような悩みでも、答えは本人が持っています。

さらに南雲は、受傷後の心の苦しみは、自分のなかから生じる苦しみ（第1の苦しみ）と、社会（他人）から負わされる苦しみ（第2の苦しみ）があるといいます[17] [18]。第2の苦しみは自分だけではどうにもならないのであり、社会受容が必要であると考えられています。そのようななかで、家族の支えと理解が特に重要であることは論を俟ちません[19]。

4 パーソナル・スペースの侵害

障碍を有し、人の手助けが必要になると、他者と物理的な距離が近い状態になることが増えます。介助を受けるとはまさにそのような状態です。人は本能的に親しい人以外が自分の近くに入って来ることを嫌う[20]のは多くの方が理解できるでしょう。それは生命の危険にもつながるからだと思います。アメリカの文化人類学者であるエドワード・ホールは、他者との関係と距離感を4つに分類しました[21]。

> 密接距離（近接相 0〜15cm，遠方相 15〜45cm）
> 個体距離（近接相 45〜75cm，遠方相 75〜120cm）
> 社会距離（近接相 1.2〜2.1m，遠方相 2.1〜3.6m）
> 公衆距離（近接相 3.6〜7.5m，遠方相 7.5m 以上）

　しかし、重度の介護を受ける場合（オムツ交換、清拭など）、通常は隠している身体を見られるだけではなく、直接触れられるわけです。羞恥心を押し殺さなければ、到底耐えられることではありません。そのようなことからも、障碍を持ち、人の助けを借りることは心の苦しみを生むことを忘れてはなりません。

5　希望・創造の重要性

　キルケゴールが書いた「死に至る病」[22]は私にとって思い出深い本であります。"死に至る病それは絶望である" という意味が若い頃はよく理解できませんでした。しかし、臨床経験を経て、少しずつではありますがその意味がわかるような気がしてきました。キルケゴールが言うのは、宗教の救いは、肉体が果てても、精神は天国や次の命につながるということで、その意味で最終的な死ではなく、絶望こそ精神的にも次への連続性が断たれることからして最終的な死に至る病だということだと理解しています。

　一時、プラトー（plateau, 回復停滞期）という用語がはやり、臨床においても簡単にプラトーだからもう回復しないというようなことを話しておりました。患者の立場にまわると、この言葉ほど恐ろしいものはありません。20代の頃、担当していた患者さんに80歳を超えて、好々爺という言葉がぴったりな温和な男性の方がいました。脳卒中で身体を不自由にされていたのですが、発症して何年も経っていて外来で定期的にケアしておりました。すっかり障碍にも適応されて家族にも恵まれ穏やかに過ごされていたのですが、あるとき「藤澤さん、昨晩すっかりよくなって走り回っている夢をみたんだよ。嬉しかったな。」とニコニコしながら仰られたのです。その言葉を聞いて、私は胸を衝かれたよ

うな思いがしました。障碍に適応されていても、何らかの希望が残されていることを実感したのです。この時以来、プラトーという言葉を安易に使わないよう決心したのを覚えています。この話は先ほどの障碍受容の本質にもつながっているのです。

　さて、本書のはじめに載せた詩は、第4章でも紹介した中村久子女史のものです。"足るを知る"とはまさにこのような心境なのだろうなといつも胸を打たれます。障碍とともに生きるには、このような"足るを知る"こころと、やはり希望に裏打ちされた前向きな気持ちが必要なのではと感じるところです。

6 死を見つめるこころ——死生学

　死に直面するような体験をされた方からは、壮絶な経験をしていながら生へ執着しないという、アンビヴァレントな雰囲気を感じます。岸本氏は自身の癌治療の経験から、「私という個人は死とともになくなる」ということをごまかさずに意識することで、現実の世界が尊くなるといいます[23]。さらに幸福とは、複雑で意外と傷つきやすい、みせかけの幸福である場合が多いとも指摘します。そうした幸福を死の前に立たせてみると本当の幸せが見えてくると言うのです。そして、最も大切であるのは何かに打ち込めるという生きがいであると述べています。

　山本常朝がいった「武士道とは死ぬことと見つけたり」とは、「毎朝毎夕、改めては死に死に、常住死身になりて居る時は、武道に自由を得、一生、越度なく、家職を仕果すべきなり」のことであり[24]、すなわち毎日死ぬ覚悟で生の充実を高めることなのです。

> 復習課題：障碍受容にあわせた対応とは何かを、理学療法士の視点でまとめてください。
> 予習課題：資料5から9を一読してきてください。

【注】

(1) 心的外傷の存在は第1次世界大戦で明示されました（ジュディス・L・ハーマン著（中井久夫訳）：心的外傷と回復．みすず書房．1996）

【文献】

1) 本田哲三，南雲直二：障害の「受容過程」について．総合リハ 20: 195-200, 1992.
2) Grayson, M.: Concept of "acceptance" in physical rehabilitation. J Am Med Assoc 145: 893-896, 1951.
3) Wright, B. A.: Physical disability —— a psychological approach, pp. 134-137, Harper & Row, Ney York, 1960.
4) Dembo, T., Leeviton, G.L., Wright, B.: Adjustment to misfortune —— a problem of social-psychological rehabilitation. Artificial Limb 3: 4-62, 1956.
5) 上田敏：障害の受容――その本質と諸段階について――．総合リハ 8: 515-521, 1980.
6) Cohn, N.: Understanding of adjustment. J Rehabil 27: 16-18, 1961.
7) Fink, S. L.: Crisis and motivation: a theoretical model. Arch Phys Med Rehabil 48: 592-597, 1967.
8) キューブラ・ロス著（川口正吉　訳）：死ぬ瞬間　死にゆく人々との対話．読売新聞社．1971.
9) 水島繁美：障害受容再考．リハ医学 40: 116-120, 2003.
10) Yoshida, K. K.: Reshaping of self: a pendular reconstruction of self and identity among adults with traumatic spinal cord injury. Sociology of Health & Illness 15: 217-245, 1993.
11) 岩井阿礼：中途障害者の「障害受容」をめぐる諸問題――当事者の視点から――．淑徳大学総合福祉学部研究紀要 43: 97-110, 2009.
12) 新舎規由：障害受容における相互作用　当事者の立場から．総合リハ 31: 815-820, 2003.
13) 山本光雄訳：イソップ寓話集　狐と葡萄の房．岩波書店．1942.
14) 岩井阿礼：障害受容概念と社会的価値――当事者の視点から――．淑徳大学研究紀要 45: 239-250, 2011.
15) 大田仁史監修，南雲直二著：障害受容「意味論からの問い」．荘道社．1998.
16) 早川正祐：ナラティブ・セラピーとケア――当事者の物語の重視とは何か――．応用倫理・哲学論集 4: 83-97, 2008.

17) 南雲直二：社会受容「障害受容の本質」．荘道社．2002．
18) 南雲直二：障害受容と社会受容．総合リハ 37: 903-907, 2009．
19) 佐直信彦：脳卒中患者をめぐる家族の障害受容．総合リハ 23: 673-678, 1995．
20) 渋谷昌三：人と人との快適距離 パーソナル・スペースとは何か．日本放送出版協会．1990．
21) エドワード・ホール著（日高敏隆，佐藤信行訳）：かくれた次元．みすず書房．1970．
22) キェルケゴール：死に至る病．岩波書店．1939．
23) 岸本英夫：死を見つめる心．講談社．1973．
24) 山本常朝，田代陣基（神子侃編訳）：葉隠．徳間書店．1964．

【その他の関連資料】
1) 星野富弘：かぎりなくやさしい化々．偕成社．1986．
2) 星野富弘：《花の画集》鈴の鳴る道．偕成社．1986．
3) 南正文：ふりかえってみれば 南正文作品集．風媒社．2011．
4) アラン・ヤング著（中井久雄，大月康義，下地明友，辰野剛，内藤あかね訳）：PTSDの医療人類学．みすず書房．2001．
5) キェルケゴール：不安の概念．岩波書店．1951．

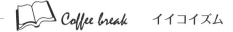 **Coffee break　イイコイズム**

　草柳氏は現代人がみな「いい人」や「いい子」になりたがっているといいます。芸能人や有名人の反道徳的な行為に対して、マスコミがみせる執拗なバッシングと国民の関心の高さをみますと、イイコイズムは生きているという感じがします。すなわち、他者を責めることによって、自分は良く思われたい、または"いい人"であることを確認する作業ともいえます。

　バブル経済がはじけた後、日本社会は硬直化してきたように思います。すなわち、勧善懲悪が過ぎ、グレーゾーンがなくなってきたということです。本来、日本の社会は何事にも白黒つけることを避けて、円満に事を運ぶのが特徴であり、それがうまく機能していたはずです。郷原氏は『「法令遵守」が日本を滅ぼす』のなかで、談合を例にして、背景を無視した法令遵守が社会的にマイナスに作用するといいます。元検事の郷原氏が主張するのは、法を守るなということではありません。公共調達においては、予定価格を定めて、最低価格自動落札方式をとっています。これは明治22年に制定されたもので、当時は単純な発注ばかりでうまく機能していました。しかし、その後の経済成長のもと、公共調達の中身も高度化・複雑化してきたため、制度が実態にあわなくなりました。法令や制度を実態にあわせるのが本来の姿でしょうが、日本では非公式システムとしての談合で調整してきたという歴史的事実があるというのです。昭和16年に談合罪が成立した際も、「公正なる価格を害する目的」「不正な利益を得る目的」のいずれかの主観的要件を充たす談合だけが処罰の対象となりました。したがって、半ば公に行われていて犯罪にならない談合システムが認められており、警察も摘発しない方針をとっていたのです。しかし、バブル経済がはじけた頃、公正取引委員会が独占禁止法を運用し、取り締まりを強化したのです。これにマスコミが歴史的背景を考慮せず同調し、談合イコール悪のイメージができあがったと言います。歴史的背景を無視した極端な意見の振れは、現代日本人の特徴のようにも思えるほどです。「水清くして魚棲まず」は中国故事由来の言葉ですが、人が現実に生きてゆくのに、全てきれいごとではすまないでしょう。法は社会の摩擦を避ける智慧ですから、そのことを忘れ社会がうまく回らないのに法を遵守することだけが重要視されるのは本末顛倒です。

　その反面、現代日本においては、"やさしさ"が生活の隅々に行き届いています。

厳しい親、厳しい先生は嫌われます。この場合のやさしさは他者への思いやりではなく、無意識の防御であるとも考えられます。ですから、その一方で権利を強く主張する人々が存在するのです。どちらにしても、ゆとりのない社会が中庸の精神を失っている弊害なのではないでしょうか。

【文献】
1) 草柳大蔵：あなたの「死にがい」は何ですか？．福武書店．1985．
2) 郷原信郎：「法令遵守」が日本を滅ぼす．新潮社．2007．
3) 大平健：やさしさの精神病理．岩波書店．1995．
4) 文春新書編集部編：論争若者論．文藝春秋．2008．
5) 原田曜平：近頃の若者はなぜダメなのか 携帯世代と「新村社会」．光文社．2010．

08

生きがいと働きがい

> **考えてみよう**：生きがいとは何か、また理学療法とはどのような関係があるのか？

1 生きがいとは何か

　神谷美恵子さんは離島でハンセン病の治療にあたられた精神科医です。その著書「生きがいについて」[1]のなかで次のような言葉を残してくれています。

　　「ほんとうに生きている、という感じをもつためには、生の流れはあまりになめらかであるよりはそこに多少の抵抗感が必要であった。したがって生きるのに努力を要する時間、生きるのが苦しい時間のほうがかえって生存充実感を強めることが少なくない。ただしその際、時間は未来にむかって開かれていなくてはならない。いいかえれば、ひとは自分が何かにむかって前進していると感じられるときにのみ、その努力や苦しみをも目標への道程として、生命の発展の感じとしてうけとめるのである」

　理学療法においても、生活の質を高めるためには「生きがい」が鍵になると信じています。しかし、生きがいとはどのようなものでしょうか。筆者らは老人大学に通われるお年寄りを対象に、「あなたの生きがいは何ですか？」というアンケート調査をしたことがあります。しかし、その回答は当時の私の想像に反したもので「よくわからない」が大半を占めました。一方、「あなたは人生に満足していますか？」との問いには、多くの方が満足していると回答した

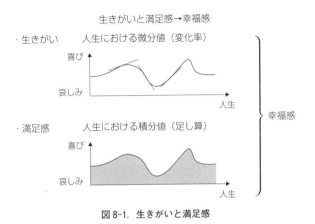

図 8-1. 生きがいと満足感

のです。

　そのような経験も含めて、今では生きがいを感じるには変化することが大切であり、満足感はそれまでの人生の足し算なのだと感じるようになりました。そして、その総和が幸福感につながるのではないかと考えています。幸せは目標ではなく、結果であるのだと思っております（図 8-1）。

　また、幸福の意味の大和言葉に「さいわい」があります。「さいわい」の「さい」は「咲き」、「わい（はひ）」はある状態が長く続くことだそうです。したがって、「さいわい」の意味はこころのなかに花が咲きあふれてずっと続いているという意味になります。ご存じの方も多いかと思いますが、カール・ブッセの有名な詩に「山のあなた」があります[2]。「あなた」とは「かなた」のことです。

　　　山のあなたの空遠く、「幸（さいわい）」住むと人のいふ
　　　噫（ああ）、われひとと尋（と）めゆきて、涙さしぐみ、かへりきぬ
　　　山のあなたになほ遠く、「幸（さいわい）」住むと人のいふ

　幸せを追い求めても、なかなか幸せはつかめないという意味ですが、情感たっぷりな上田敏（うえだびん）氏の訳が冴えわたっています。「青い鳥」もそうですが、やは

り幸せは、結果なのかもしれません。

2 あることと、持つこと

　現代社会においては、どのような価値観で生きるかは大きな課題です。リーマンショックの際には、アメリカの金融業界における拝金主義が醜くも見えました。日本はアメリカに比較すると超富裕層が少ない現状にありますが、大企業等の役員に高額の役員報酬を支給していないことに起因しています。その点では、アメリカの精神的風土が自由を大原則とする民主主義であることを思い知らされます。

　エーリッヒ・フロムは欧米文化が「持つこと」を重視していると指摘しました。逆に日本においては「あること」を重視した文化であると、松尾芭蕉の俳句を例に説明しています[3]。

　　よく見れば、なずな花咲く、垣根かな

　日本人は自然にあるがままの姿を愛でます。一方、欧米文化では全ては神から人へ与えられたものであると感じています。その延長線上に、自分の物として所有する感覚が強く生まれるのかもしれません。所有することを追い求めては最果てがありません。最低限の生きるために必要なものはありますが、多くを所有することで人は決して幸せにならないことを多くの日本人はこころの奥底でわかっているのだと思います。むしろ、生き方が大切であることを生活のなかで伝え続けているように感じてなりません。

3 先人たちの言葉——より良く生きるために

　日本には清貧という言葉があります。中野孝次氏はバブル経済がはじけた時期に、あらためて西行、吉田兼好、松尾芭蕉などのいわゆる世捨て人の風雅な

暮らしにヒントを得ようと提言しました[4]。物質的には貧しくとも心豊かに生きたいということで、フロムのいう「持つこと」から「あること」への転換とも言えます。大塚久雄氏も『生活の貧しさと心の貧しさ』[5]のなかで、心を豊かに生きることが大切であると述べています。

一方、日本精神の基層として、武士道があります。新渡戸稲造は武士道における義のあり方を記しました（資料14）[6]。また、山本常朝が記した「葉隠」[7]では、冒頭の一句「武士道といふは死ぬ事と見附けたり」が有名で、戦中には国威発揚のスローガンとしても用いられたので、ネガティブな印象を持つ人も多いですが、その本意は異なります。一切の私心を捨て去る修業をすることにより、一生無事にすなわち奉公できるということが書かれているのです。現代的にいえば、死生学としての生き方ともとれます。その他にも葉隠には、武士としての生き方・作法が書かれており、一読に値します。

さて、「武士道」を記した新渡戸は「自警」[8]のなかで自身の経験をもとに、あるべき生き方を示してくれています。「自分の徳利にどれだけの美酒をつめこめるか」が大事といい、四斗樽の容積を備えていてもからであれば四升樽にも劣り、二合徳利でもいっぱいに満たされていれば一斗入りのから徳利に勝ると。すなわち、どれほど能力や才能のある人でも、これを利用せずに怠惰に日を送れば、技能はなくとも正直に努めるものに比べて一人前とは言い難いということです。したがって、一人前の仕事とは各自がめいめいに与えられた天賦の才能と力量のあらんかぎりを尽くすことといえます。

4　劣等感がもたらすもの

人を動かす原動力は一つではありません。アメリカの心理学者であるアドラーは、劣等感が人生を生きる力になると説いています[9]。それは自身の経験にも裏打ちされたものでした。彼は劣等に関する用語を以下のように分けて説明しています。

> **劣等感**：主観的に劣っていると感じること
> **劣等性**：おかれた環境において性質的に不利益を生じる普遍的事実
> **劣等コンプレックス**：劣等感を言い訳にして、人生の課題から逃げ出すこと

ここで、アドラーは劣等感を否定しません。それが強い動機となって、人を良い方向へ動かす力になると考えたからです。また、アドラーは劣等性を客観的な事実として捉えています。しかし、劣等性は環境に依存しますので、あくまでも相対的なものです。そして、劣等コンプレックス（inferiority complex）はマイナスの側面でありますが、そのおかれた状況から逃げてはいけないと説きます。劣等感を持ったことのない人はいないでしょう。重要なのは、それを克服するために努力することであり、逃げることではないということをあらためて教えてくれます。

5 ポジティブ心理学におけるフローの概念

最近、アメリカを中心として幸せを追求する心理学が発展してきました。それがポジティブ心理学です[10]。後で詳しく取り上げますが、アブラハム・マズローが初めて「人間性の心理学」[11]で"ポジティブ心理学"という用語を使いました。発展途上ではありますが、心理学が人々の幸せに貢献しようという意気込みを感じます。そのなかで出てくるのが"フロー"の概念です。何かに没頭していて、心から集中している状態を指していますが、まさしくそれが生きがいにも通ずる充実した生のあり方であると思います。次に、マズローによる自己実現へ向かう動機づけの考え方を学びたいと思います。

6 マズローの教え──自己実現への道

マズローが提唱した人間主義心理学は、"人間の本性は善である"ことを基本としています[12]。日本人には"性善説"が一般的に受け入れられていますが、

欧米などのキリスト教文化圏では人間の"原罪"を認めた"性悪説"が一般的です。その意味で、マズローの出発点は特異なのです。

一方、マズローは"人間は不完全である"ともいいます。しかし、人間は完全なるものへ向かって成長しようという固有の傾向（本性）があるともいいます。その本性によって絶えず成長へと向かう衝動を内蔵し、向上への意欲が行動を常に動機づけていると考えるのです。ところで、成長へと向かう本性として、欲求があります。ここで、マズローは欲求階層論を展開するのです[11]。

> 第1水準　　生理的欲求
> 第2水準　　安全欲求
> 第3水準　　所属と愛情の欲求
> 第4水準　　尊重の欲求
> 第5水準　　自己実現の欲求

低次の欲求のほうが強力に作用して行動を規定しますが、低次の欲求が100％充たされなければ、次の段階への欲求へ向かわないということではありません。ここでは、自己実現が重要な鍵となっています[13)-15)]。

さらに、自己実現を超えてマズローは至高体験をあげます。自己実現している人は「理想として描いていた自分のイメージを現実の世界で実現している人」といえますが、その人は至高体験を得ていて前段階への欲求が低下するとも説明しています。ウィルソンは至高体験の概念をさらに磨いて、それをもたらす源について追究しました[16]。そして、「実在感に満ちた純イメージの世界」の奔流(ほんりゅう)が生じたときに、至高体験を得られるのだといいます。自ら追究していた何かに没頭して、恍惚感を得ている状態とも理解できます。

7 理学療法と生きがい

理学療法士が患者に生きがいを与えることはできません。患者が何かに向かって心も体も動き始められるような働きかけが大切になります。そのなかには、

色々な環境を調整することも含まれます。特に注意しなければならないのは、押しつけがましさです。生きがいを与えるなどとは、なんと傲慢な態度でしょうか。

その人が少しでも身体を動かしたい気持ちになれるよう、一緒に目標を考えたり、ご家族の病気への理解を促したりすることが重要になります。患者が前向きであれば、その道のりが険しくとも、後でみれば生の充実感として受け止めることができるはずです。

最初の一歩を踏み出せないでいる方には、障碍受容の状況に合わせながら、動機づけとして何ができるかを考えます。ときには、理学療法士に会って話していると、幾ばくかの慰めになるというのでもよいでしょう。

きれいな仕事とは何だろうかと考えたとき、ある人は「窓ふき」と言いました。窓を拭いてくれ、明るい陽射しが入ってくれば多くの人は気持ちが良いと感じるでしょう。しかし、窓を拭いてくれた人のことをそうそう注意して見ている人はいません。自分の存在感を相手に押し付けず、気持ちよくしてくれる。そういう仕事が窓ふきだというのです。これを理学療法士にあてはめるならば、何かしてあげたことに感謝してもらうことを求めないで、忘れてくれるくらいが本当の意味で「きれいな仕事」なのかもしれません。なぜなら、その人は誰かにしてもらったのではなくて、自分の力で次に進むことができたからです。そのような心持で仕事をして、患者がもし感謝してくれたら、普通のことではなく「有難い」ことなのではないでしょうか。

> **復習課題**：生きがいとは何か、自分の考えをまとめてください。
> **予習課題**：資料10から12までを一読してきてください。

【文献】
1）神谷美恵子：生きがいについて．みすず書房．1966.
2）上田敏：海潮騒　上田敏訳詩集．新潮文庫．1952.

3）エーリッヒ・フロム著（佐野哲郎訳）：生きるということ．紀伊國屋書店．1977．
4）中野孝次：清貧の思想．草思社．1992．
5）大塚久雄：生活の貧しさと心の貧しさ．みすず書房．1978．
6）新渡戸稲造：武士道．岩波書店．1938．
7）山本常朝，田代陣基（神子侃編訳）：葉隠．德間書店．1964．
8）新渡戸稲造：現代語で読む最高の名著『自警』自分のための生きがい．三笠書房．1993．
9）アルフレート・アドラー著（高尾利数訳）：人生の意味の心理学．春秋社．1984．
10）マーティン・セリグマン著（宇野カオリ訳）：ポジティブ心理学の挑戦 "幸福"から"持続的幸福"へ．Discover21．2014．
11）アブラハム・マズロー著（小口忠彦訳）：人間性の心理学．産業能率大学出版部．1987．
12）上田吉一：人間の完成 マスロー心理学研究．誠信書房．1988．
13）アブラハム・マズロー著（上田吉一訳）：完全なる人間 魂のめざすもの．誠信書房．1964．
14）アブラハム・マズロー著（上田吉一訳）：人間性の最高価値．誠信書房．1973．
15）上田吉一：自己実現の達成．大日本図書．1994．
16）コリン・ウィルソン著（由良君美訳）：至高体験——自己実現のための心理学．河出書房．1979．

【その他の関連資料】
1）山折哲雄：乞食の精神誌．弘文堂．1987．
2）エーリッヒ・フロム著（鈴木晶訳）：愛するということ．紀伊國屋書店．1991．
3）エーリッヒ・フロム著（谷口隆之介，早坂泰次郎訳）：人間における自由．東京創元社．1955．
4）エーリッヒ・フロム著（日高六郎訳）：自由からの逃走．東京創元社．1951．
5）町沢静夫：絶望がやがて癒されるまで 精神科医が語るこころの処方箋．PHP研究所．1994．
6）立川昭二編著：癒しのトポス．駸々堂出版．1985．
7）ビル・モイヤーズ著（小野善邦訳）：こころと治癒力 心身医学最前線．草思社．1994．
8）ジェームズ・アレン著（坂本貫一訳）：「原因」と「結果」の法則．サンマーク出版．2003．

9) アラン著（神谷幹夫訳）：幸福論．岩波文庫．1998．
10) ヘルマン・ヘッセ著（高橋健二訳）：幸福論．新潮文庫．1977．
11) アルトゥール・ショーペンハウアー著（橋本文夫訳）：幸福について――人生論――．新潮社．1958．
12) 水上勉：生きるということ．講談社．1972．
13) 島崎敏樹：生きるとは何か．岩波書店．1974．
14) 森本哲郎：人の生き方について．筑摩書房．1988．
15) 小林司：「生きがい」とは何か 自己実現への道．NHKブックス．1989．

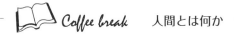 Coffee break　　人間とは何か

　ホモ・サピエンス（Homo sapiens）とは生物学者リンネが「自然の体系（1735）」において、当時一般的に知られていた"知恵ある人（叡知人）"を学名として人間に与えたものです。その後、多くの先人が人間の定義に挑戦しました。カントは人間が直感的に現象を捉えていることから「人倫の形而上学（1797）」のなかでホモ・フェノメノン（Homo phaenomenon）と呼びました。さらにフランスの哲学者ベルクソンは「創造的進化（1907）」でホモ・ファーベル（Homo fable, 工作人）と名付け、オランダの歴史家ホイジンガは遊戯が文化を形成するとしてホモ・ルーデンス（Homo ludens, 遊戯人）と定義しました（1938）。その後、人類として悲惨な経験となった第2次世界大戦を経て、精神科医であるフランクルは人間を苦悩する存在としてホモ・パティエンス（Homo patiens, 苦悩人）と呼びました。ユダヤ教徒でもあるフランクルは自身がアウシュビッツ収容所に収監されていた経験から「人間とは、人間であるべき姿を絶えず決定してゆく存在であります。人間とは、動物の水準までなり下がることができると同時に、聖者の生活をおくるところまで向上できる可能性をもつものであります。人とは、結局、ガス室を発明した存在であり、だが同時に、その同じ人間によって発明されたガス室へと頭を真っ直ぐあげて"主の祈り"やユダヤ教の死の祈りを唱えながら入ってゆくことができる存在でもあります」と講演で語りかけています。同じような感覚でシモーヌ・ヴェーユは「重力と恩寵」において、高貴な精神は人間を上昇させ、肉体的な欲求は人間を下降させ、運動エネルギーを増すのだと言います。それが、戦争につながるのだと考えるのです。

"裸のサル"と動物学者モリスがいったように他の動物と行動のうえでは類似性が多いなかで、何をもって人間は特別だといえるのかについては、人類にとって大きなテーマであったのです。ハンナ・アレントは人間の条件として活動的生活をあげ、その基本的要素として労働（labor）、仕事（work）、活動（action）をあげています。加えて、遊戯の延長としても、労働は捉えられています。マルクス主義のもとでは労働からの解放が強く叫ばれましたが、働きがいや自己実現と結びついた労働は、やはり人間にとって必要なのでしょう。一方で、行き過ぎた労働は資本主義のもとでは一部の階級に搾取されるだけで、多く働くことは悪循環を招来すると社会主義者のラファルグは主張します。その意味で、余暇をどのように使うのかも、一方では問われているといえるのです。ボイテンディクは、人間は時間のなかに生きているという点で動物との相違を語りました。過去を通して未来を想像することで、生きることに苦悩するのが人間の特徴なのかもしれません。

【参考文献】
1) 岡崎勝世：リンネの人間論――ホモ・サピエンスと穴居人（ホモ・トログロデュッテス）――．埼玉大学紀要教養学部 41: 1-63, 2005.
2) イヌマエル・カント著（野田又夫訳）：世界の名著32 カント．中央公論社．1972.
3) アンリ・ベルクソン著（真方敬道訳）：創造的進化．岩波書店．1987.
4) ヨハン・ホイジンガ著（高橋英夫訳）：ホモ・ルーデンス．中央公論社．1973.
5) ヴィクトール・フランクル著（真行寺功訳）：苦悩の存在論――ニヒリズムの根本問題．新泉社．1972.
6) ヴィクトール・フランクル著（山田邦男訳）：それでも人生にイエスと言う．春秋社．1993.
7) シモーヌ・ヴェーユ著（橋本一明訳）：シモーヌ・ヴェーユ著作集5 重力と恩寵．みすず書房．1998.
8) ハンナ・アレント著（志水速雄訳）：人間の条件．筑摩書房．1994.
9) 大道正道：遊戯と労働の弁証法．紀伊國屋書店．1975.
10) ポール・ラファルグ著（田淵晋也訳）：怠ける権利．人文書院．1972.
11) ジョフレ・デュマズディエ著（中島巌訳）：余暇文明に向かって．東京創元社．1972
12) ボイテンディク著（濱中淑彦訳）：人間と動物．みすず書房．1970.

日本人の宗教観と文化

考えてみよう：特定の宗教ではなく、日本人の生活に根ざした信仰とはどのようなものだろうか？

1 日本神道と穢れ

古事記[1]、日本書紀[2]では、天皇家を中心とした神の国であると考えています。神武天皇が即した年（紀元前660年）を元年とした皇紀が日本固有の暦になります。

また、日本人が忌み嫌う穢れの起源は、国造りの神の時代に遡ります。国造りの神である伊邪那美命（イザナミノミコト）が亡くなり、伊弉諾尊（イザナギノミコト）が黄泉の国に逢いに行くと、腐敗した自身のからだをみられ恥をかかされたと怒りました。日本人にとって死後の国は不浄であり、穢れを恐れるようになったのです。穢れは血枯れに由来し、その意味で死体を触ることは忌み嫌われました[3)4)]。また、水で清めることを禊（みそぎ）または水垢離（みずごり）といい、それで穢れを落とすという習慣が生まれたのです。神社にお参りする際、手水舎の手水（ちょうずや）で手と口を清めるのも、神聖な場に上がる際の同じ意味での作法です。紀伊半島にある熊野神社は、以前は熊野川の中州にあり、参拝者は川のなかを渡り、水垢離してから神の前に立ったということです[5)]。

このように、日本人は不浄を嫌いました。日本の高温多湿な風土で衛生を保つための習慣として、このような作法を伝えたとも考えられます。また一方で、穢れを忌み嫌うばかりに、職業的差別が生まれる土壌をつくったのも事実です[6)-8)]。

94

2 仏教伝来と神仏習合

　仏教伝来の時期については二つの説があります[9)][10)]。一つは552年（壬申）説で日本書紀によります。欽明天皇に百済の聖明王（聖王）が使者を使わし、仏像や経典とともに仏教流通の功徳を賞賛した上表文を献上したと記されています。もう一つは、538年（戌牛）説であり、元興寺伽藍縁起によります。

　欽明天皇は仏教の受容を臣下に尋ね、蘇我稲目（そがのいなめ）が崇仏（すうぶつ）を進言しました。しかし、物部尾輿（もののべのおこし）と中臣鎌子（なかとみのかまこ）が日本の神を守るべきだとして廃仏を主張しました。そこで、欽明天皇は稲目に仏像を預け、寺に安置させたのです。しかし、しばらくして疫病がはやり、神の怒りを招いたとして、廃仏派はその仏像を流し捨て、寺を焼き払いました。584年の敏達天皇の時代にも百済から二体の仏像を送られ、蘇我馬子（そがのうまこ）（稲目の子）に預けました。そうすると、今度も疫病が流行り、廃仏派はやはり仏像を焼き、さらに出家していた三人の尼を笞（むち）でうちました。ところが、疫病がおさまらず、病人たちから「身が焼かれ、笞でうたれる思いがした」との訴えがあり、崇仏派が巻き返したのです。時代は推古天皇の世となり、聖徳太子が摂政として活躍することで、日本における仏教信仰の基礎が築かれました。

　その後、大宝律令制定（701）によって日本は律令国家になり、民衆には租・庸・調の義務が課せられました。租税は米で納められましたが、制度も知らない一般庶民に租税を納めてもらうには、神祇祭祀（じんぎさいし）で地方の有力な神社と神々を編成し、そこに皇祖神の霊力宿る稲穂を班与することで、民衆の自発的な皇祖神への感謝の気持ちを引き出すことが必要でした。具体的には、神祇官が祈年祭（としごいのまつり）・月次祭（つきなみのまつり）・新嘗祭（にいなめのまつり）において朝廷が公認した全国神社の祝部（はふりべ）らを集め、神々への捧げ物（幣帛（みてぐら）（へいはく））を前に神祇官役人中臣氏が神々に祝詞（のりと）を上げ、終わると神祇官役人忌部氏が幣帛を班与したのです（班幣制度（はんぺいせいど））。

　しかし、地方の豪族（神々）が力を失い、祝部が集まらなくなったことで納税システムもうまく機能せず、新しいシステムが必要になりました。そこで、神が勢力を増していた仏教に帰依する形で再編が行われました。神社に寺がお

第2節　仏教伝来と神仏習合　　95

かれた（神宮寺）のが、その始まりです。その後、本地垂迹説、すなわち仏教における菩薩や諸天が日本では神の姿をもって現れたという考え方がなされ、神仏習合が進んだものと考えられています[11]。地方の神々が仏教の現世利益の教えを利用して納税システムを再構築したという説です。

その後、仏教の平等の思想、穢れを忌避しないことが鎌倉時代に葬式仏教を誕生させました[12]。人々の死を見守ることで、日本の仏教は生活と密着してきたのです。それにしても、仏教は神道の神々を飲み込む形で土着化し、日本人の生活の一部になったことは忘れてはなりません。

3 日本におけるキリスト教

現在、日本におけるキリスト教信者は人口の1％程度です。戦国時代の1549年に宣教師フランシスコ・ザビエルが薩摩に上陸してから460年以上が経過しても、日本人には信仰が大きく広がっていません[13]。

さて、ザビエルが来日後、1987年には豊臣秀吉により天正禁令（伴天連追放令）が発布され、家康もキリシタン禁制を表明し、1639年には諸大名にキリシタン禁制を厳命、そして1644年に国内最後の神父である小西マンショが殉教します。この約100年間を狭間[14]は第Ⅰ期、1644年から明治維新を経て1873年にキリシタン禁制が解かれるまでを第Ⅱ期、それ以降から現代までを第Ⅲ期と分けています。宗教学においてはキリスト教の日本への土着化を問題としていますが、宮崎[15]は第Ⅰ期においても既に変容が認められ、日本においてはキリスト教の来世観や唯一絶対のゼウス観念自体がそもそも理解されることはなかったと論じているのです。第Ⅱ期にカクレキリシタンと呼ばれた人々は、キリシタン時代にキリスト教に改宗した者の子孫であり、1873年以降もカトリックとは一線を画して、潜伏時代より伝承されてきた信仰形態を組織化して維持している人々を指します。現代においても、カクレキリシタンの信仰は守られているのです。またその信仰は、オラショや儀礼などに多分にキリシタン的要素を留めているが、長年月にわたる指導者不在のもと、日本の民俗信仰と

深く結びつき、重層信仰、祖先崇拝、現世利益、儀礼主義的傾向を強く示しているといわれています。その意味で、日本のキリスト教信者のなかには、伝来より脈々と続くカクレキリシタンと、明治以降の解禁以降に信仰を寄せた信者が混在しているのです。

ただし、なぜキリスト教が明治維新以降も日本に根づかなかったのかについては明確な答えはありません。カトリック教会は教育を中心に、日本の社会へ大きな影響を及ぼしてきました。宗教関係団体が創立している私立学校において、仏教や神道系が数少ないのに比較して、ミッション校はカトリック系853校、プロテスタント系238校と群を抜いているのです（2010年度）。大学においては全体の約10％がキリスト教系であることには驚かされます（2011年度）[16]。これだけ影響力があるのに根づかなかったのは、日本人の明治以降における舶来信仰が、生真面目にキリスト教を捉え、土着化することを妨げたためと宮崎氏は推察しています[16]。戦国時代にキリスト教が伝来したのとは異なり、キリスト教の教義をそのまま受け入れようとした結果、日本に馴染めなかったのではないかというのです。すなわち、一神教の教えは、日本人の皮膚感覚には合わず、インテリゲンチアを中心に広まったが、広く民衆には届かなかった可能性があるのです。

一方で、クリスマスがイベント化し、サンタクロースもキリスト生誕も区別なく楽しまれているのも、肯定的にみるならば多文化を受け入れることのできる土壌があるといえますし、そのように土着化したとも思えるのです。

さて、キリスト教における人間の捉え方については、ジャン・ムールーに倣って説明したいと思います。ムールーは肉体を魂の活動の手段であるといい、単なる行動の手段ではなく表現の手段であるといいます。また、魂の直接的な交わりができないかわりに、その全存在をもって交わることができると考えます。人の交わりをもって、原罪とする見方だけではないのです。一方で、肉体は魂にとって助力者であると同時に抵抗であり、能力であると同時に制限であり、魂をしばしばおしつぶす重荷であるとも述べています[17]。精神によって統制できない肉体の存在が、思いのままにならない原因と考えても良いのかも

しれません。

4 言霊信仰

　前節では外来の宗教、キリスト教についてみてきましたが、日本古来の民間信仰には何があるでしょうか。日本人は言葉に魂が宿ると信じています[18) 19)]。ですから、縁起の悪いことを言葉にすることを嫌うのです。結婚式などでは「去る」「切る」「帰る」などは忌まれ、終了を告げるのに「お開き」といいます。理学療法で一から十までを数えるときに、「し（四）」というのを嫌う患者さんがいますが、「死」を連想させるためです。その意味で、病室の部屋番号も「4」は避けられますし、そもそもつけないことのほうが多いのです。そのような言葉は忌詞と呼ばれます[20)]。

　さて、日本において言霊という言葉が最初に出てくるのは万葉集です[21)]。柿本人麻呂も「敷島の倭の国は言霊の　助くる国ぞま幸きくありこそ」と詠み、山上憶良は「神代より　言ひ傳てくらく　そらみつ倭の国は皇神の厳しき國　言霊は幸はふ國と　語り継ぎ言い継がひけり　——後略——」といいました。渡部氏は人麻呂によって言霊の語が用いられ、それは当時の唐に対して倭の国という国家意識を示したといいます[20)]。言霊信仰はアニミズムと関係するとの指摘がありますが、万物に魂が宿ると信じる日本人の心象をよく反映しているのではないでしょうか。

　ところで、大森荘蔵は心身一元論の立場で、言霊の意味を捉えました[22)]。すなわち、声はその人から発せられるのであり、一体なのです。その言葉を発した人の思い、考え方、おかれた立場・状況において意味を持ちます。したがって、その人から発せられた言葉は、その人そのものであり、その人を立ち現わせるような力を有するのです。その力こそが、言霊だと言えるのではないでしょうか。

　医療人であれば、病める人へかける言葉の大切さはよくわかります。言葉には力があるからこそ、励ましや慰めにもなれば、思いもよらずに相手を傷つけ

ることもあるのです。一言一言を大切に発したいものです。

5 現代日本人の信仰と文化

　現代においては、日本人の多くが宗教を意識して信仰している状況にはないでしょう。しかしながら、朝の出勤前に神棚へ水を供えて拝礼し、夜には仏壇の前でご先祖様に手を合わせることを習慣にしている人は意外に多いかと思います。そうではなくとも、初詣の賑わいをみれば、神社へ願掛けに出かけることは文化としての信仰とみることができるでしょう。

　我々は八百万の神々の世界に住み、全てに神や仏が宿るという感覚を持っています[23]。患者さんが無事退院するときに「お蔭様で」と言ってくれるのは、私に対するお礼とともに、自分を蔭ながら支えてくれている全てのものに感謝している気持ちを表していると思うのです。こうした感覚は天災の多い風土が"天然の無常観"を生み、自然に対する畏敬の念を忘れないことからくると宗教学者の山折氏は述べております[24]。そして、四季折々の自然の美しさを愛でる精神が宿ったと考えます。また、聖徳太子の十七条憲法から脈々と続く、"和をもって、貴しとなし"の精神が社会に浸透しているのです。しかし、強い社会的なつながりが、ときに束縛となり、我々に精神的な緊張を生むともいえるのです。

　さて、第2次世界大戦の最中、アメリカが終戦後の日本統治を想定して、ルース・ベネディクトに日本人の特徴を研究させました。その集大成が「菊と刀」[25]です。彼女は武士道にみられるように日本人が義理を果たすことを大切にし、それを果たせない場合に恥を感じるとし、「恥の文化」と総称しました。最近では「恥を知りなさい」と怒る教師や親が少なくなりましたが、昭和の時代には確かに恥の文化が息づいていたように思います。日本における犯罪の少なさも、周囲に恥をかきたくないという規制が働いていると指摘する人もいます。ルース・ベネディクトはとうとう日本の地に足をおろすことはありませんでしたが、日本人の一側面を第三者として見事に捉えたといえるでしょう。

また、日本人の心情を表す言葉として、"いき"、"はかなさ"があります。九鬼は"いき"の内包的構造として、①異性に対する媚態、②意気地、③諦め、があると指摘しています。物事に執着しないことが"いき"なのであり、異性との関係においてはその反対が"野暮"になるのです[26]。「水に流す」など、けじめをつけたら後を引かないという考えは、"いき"に通ずる日本人特有の心性だといえるでしょう。

　一方、竹内氏は"はかなさ"は「はか」がないことで、仕事がはかどらないなどに通ずるといいます。はかるには、「測る」などの計量の意味と、「諮る」などの論じ、調整する意味、そして「謀る」などの自分のためにもくろみを企てるという意味があります。日本人の心の基層にある無常観のなかでは、明日のことなどわからないという「はかなさ（儚さ）」の感覚が生まれるのだというのです[27]。日本人は桜の花を愛でますが、そのはかなさにも魅力を感じているのです。吉田兼好が徒然草[28]で書いたように、「華やかさ」の傍には常に「はかなさ」のあることを強く意識し、その表裏一体である存在に美を見いだす心情が育まれてきたのです。

　　「花は盛りに、月は隈なきをのみ、見るものかは。雨に対ひて月を恋ひ、垂れこめて春の行衛知らぬも、なほ、あはれに情け深し。咲きぬべきほどの梢、散り萎れたる庭などこそ、見所多けれ」

西行法師は、

　　ねがはくは花の下にて春死なん　そのきさらぎのもち月の頃

と詠み[29)30)]、桜の花と人生のはかなさをかけ、桜を愛する心情を歌に託しています。

　最後になりますが、仏教において他力本願は重要な教えです[31)-33)]。鎌倉仏教以降には庶民はひたすら念仏を唱えることで、無の境地に入り、仏に身をゆ

だねることができると説きました。日本人にとって、信頼する相手に任せるということは、西洋人には見られない特徴なのだと思います。西洋人にとっては自己決定が重要な権利ですから、知人のお宅にお邪魔した際に、必要か否かも尋ねられていない寿司など出されても、嬉しくないかもしれません。日本では相手の気持ちを慮り、何も言わなくとも"もてなそう"と努めるのです。このことは、土居健郎氏のいう日本人の「甘え」[34]に通ずるところがあるのではないでしょうか。また、医療の世界においても、日本に根づく他力本願や他者を信頼して任せるという感覚と、西洋から入ってきた権利意識との心理的葛藤が生じているようにも思います。

6 寛容の精神

　仏教は神道の神々を飲み込む形で土着化し、日本人の生活の一部になったことを先に述べました。そのようなことがなぜ可能であったのか、一つの答えが寛容の精神にあります。寛容は、元来カトリック教徒が他宗教の信仰を許すという意味で用いられてきました[35]。特に新教徒（プロテスタント）との争いのなかで出てきたのです。つまりは、ヨーロッパ中世においては長きにわたって国家と教会が手を組み、異教徒、異宗派に対して不寛容であったことの裏返しといえます[36]。17世紀に各地で生じた宗教紛争、宗教戦争はその意味においても純粋に宗教的とはいえませんが、一連の宗教改革をとおしてカトリックは異宗派に対して寛容の精神を形成したのです。

　日本は神道や仏教以外の宗教に対しても寛容であるといえます。そもそも一神教ではありませんので、他の宗教の神に対しても多くの神々の延長線におけるのです。宗教は人々の生活の規範を示すものであり、決して人を殺めることを教義とはしません。歴史上の宗教戦争や、現在おきている宗教間の対立に根ざしたテロや戦争を日本人が心の底から理解できないのは無理もありません。とはいえ、宗教間の争いにみえる戦争も、裏では国益をかけた国同士のせめぎ合いや、一部の企業や投資家の私利私欲に誘導されている可能性も否定できな

いのです。国際情勢を冷静な目で分析することも、私たちにとって重要な義務といえましょう。

7 理学療法と宗教との関わり

　医療においては患者さんの信仰する宗教を知っておく必要があります。「エホバの証人輸血拒否事件」は、その意味で重要な示唆を与えてくれました。1992年に東大付属病院で起きた事件で、患者の了解を得ないまま、担当医が手術の際に一方的に輸血を行った行為をめぐって、民事訴訟で最高裁まで争われました。女性は「エホバの証人」という宗教団体の信者で、肝臓癌を患っていたのです。信条から彼女にとって輸血は許されませんでした。最高裁では、インフォームド・コンセントを十分に行っていなかったとして、高裁判決を支持し、55万円の損害賠償の支払いを命じました。患者にはそれぞれの信仰があり、医学的判断に関わる重要な要素であることは認識すべきでしょう。

　一方、これまでも見てきましたように、人々の不安はその文化的背景に影響を受けます。その意味において、日本人の患者さんの不安を知るためには、日本文化（宗教的背景も含めて）の根源を知ることが大切になることは理解されたことと思います。

　先ほども触れましたが、病院に勤務して患者さんが退院されるときに、「お蔭様でありがとうございます。」と言ってくれるのは何より嬉しいことです。それと同時に、「お蔭様」という言葉にも惹きつけられます。「お蔭様」と聞いて思い出すのは伊勢参り[37]（お蔭様参り）ですが、参拝者が全国から伊勢を目指して詣でる際、地域で組織された伊勢講や、道中の見ず知らずの人々に支えられて、長い旅路を無事に終えたとき、心から出る言葉が「お蔭様」であったと思うのです。日本人は自分のまわりの人々だけでなく、物にも神さまが宿っていると考えています。その無数の神さまに支えられて生きていると感じているわけです。この日本人における「生かされている感覚」はリハビリテーション医療と向き合う人々に力を与えているように思えてなりません。「自分一人だ

けではない、皆が助けてくれていることを忘れてはならない」という思いは、苦しいときにどんなに救いになることでしょうか。リハビリテーション医療においては患者さんがそのような雰囲気を感じられるような場を提供することが大事だと思うのです。

　悪い意味ではなく、昭和の時代には医療者のパターナリズム（父権主義）による権威がうまく機能していたようにも思えるときがあります。人を信じて任せられること自体が、薬にも優る効用をもたらす可能性は否定できないのではないでしょうか。

> 復習課題：理学療法を実施するために、なぜ患者さんの信仰を知る必要があるのか、自分の考えをまとめてください。
> 予習課題：資料13を一読してきてください。

【文献】

1) 倉野憲司校注：古事記．岩波書店．1991．
2) 宇治谷孟現代語訳：日本書紀 上・下．講談社．1988．
3) 波平美恵子：ケガレの構造．青土社．1992．
4) 宮田登：ケガレの民族誌 差別の文化的要因．人文書院．1996．
5) 井上宏生：伊勢・熊野謎解き散歩 日本と日本人の源流を訪ねて．廣済堂出版．1999．
6) 奈良人権・部落解放研究所編：日本歴史の中の差別民．新人物往来社．2001．
7) 東日本部落解放研究所編：東日本の被差別部落——現状と課題——．明石書店．1993．
8) 部落解放研究所編：新編 部落の歴史．解放出版社．1993．
9) 山折哲雄編：講座 仏教の受容と変容6 日本編．佼成出版社．1991．
10) 梅原猛：仏教伝来［日本編］．プレジデント社．1992．
11) 義江彰夫：神仏習合．岩波書店．1996．
12) 松尾剛次：葬式仏教の誕生 中世の仏教革命．平凡社．2011．
13) 黒川知文：日本におけるキリスト教宣教の歴史的考察Ⅰ．愛知教育大学研究報告

51（人文社会科学編）: 55-63, 2002.
14）狭間芳樹：近世日本におけるキリスト教の土着化とキリシタンの殉教．アジア・キリスト教・多元性 5: 23-36, 2007.
15）宮崎賢太郎：日本人のキリスト教受容とその理解．国際日本文化研究センター．1998.
16）宮崎賢太郎：カクレキリシタンの実像 日本人のキリスト教理解と受容．吉川弘文館．2014.
17）ジャン・ムールー著（三雲夏生訳）：人間 そのキリスト教的意義．中央出版社．1964.
18）城戸幡太郎：神と命──古代日本民族の言霊信仰について──．心理学研究 3: 644-672, 1928.
19）川口浩一：言霊と文字と現代日本．嘉悦大学研究論集 44: 93-101, 2001.
20）渡部武：言霊のはなし 日本思想史における言語と身体．跡見女子大学文化学会フォーラム 4: 13-29, 1986.
21）浅見徹：言にしありけり──言霊のゆくえ──．文林 28: 19-40, 1994.
22）大森荘蔵：物と心．東京大学出版会．1976.
23）三橋健：神道の常識がわかる小事典．PHP研究所．2007.
24）山折哲雄：近代日本人の宗教意識．岩波書店．1996.
25）ルース・ベネディクト著（長谷川松治訳）：菊と刀──日本文化の型 定訳．社会思想社．1967.
26）九鬼周造：いきの構造．岩波書店．1979.
27）竹内整一：「はかなさ」と日本人 「無常」の日本精神史．平凡社．2007.
28）吉田兼好（西尾実，安良岡康作校注）：徒然草．岩波書店．1991.
29）佐佐木信綱校訂：新訂 山家集．岩波書店．1928.
30）高橋英夫：西行．岩波書店．1993.
31）金子大栄校注：歎異抄．岩波書店．1991.
32）五木寛之：他力．講談社．2000.
33）中村元編著：新 仏教語源散策．東京書籍．1986.
34）土居健郎：甘えの構造．弘文堂．1971.
35）ヘンリー・カメン著（成瀬治訳）：寛容思想の系譜．平凡社．1970.
36）ヴォルテール著（中川信訳）：寛容論．中央公論新社．2011.
37）十返舎一九著（麻生磯次現代語訳）：東海道中膝栗毛 上・下．岩波書店．1973.

【その他の関連資料】
1) 武田鏡村：親鸞 差別解放の思想と足跡——中世民衆と親鸞の旅——．三一書房．1992.
2) パール・バック著（刈谷元司訳）：聖書物語 旧約編．社会思想社．1981.
3) パール・バック著（刈谷元司訳）：聖書物語 新約編．社会思想社．1981.
4) 山折哲雄：宗教の力 日本人の心はどこへ行くのか．PHP研究所．1999.
5) 戸井田道三：日本人の神さま．筑摩書房．1996.
6) 柳田國男：柳田國男全集13．筑摩書房．1990.
7) 森有正：いかに生きるか．講談社．1976.
8) 石塚尊俊：日本の憑きもの 俗信は今も生きている．未来社．1972.
9) 山折哲雄：日本宗教文化の構造と祖型．青土社．1995.
10) アレクサンダー・スラヴィク著（住谷一彦，クライナー・ヨーゼフ訳）：日本文化の古層．未来社．1984.
11) 清水馨八郎：手の文化と足の文化 先端技術ニッポンの謎を探る．日本工業新聞社．1984.
12) 梅棹忠夫：文明の生態史観．中央公論社．1974.
13) 北山修，橋本雅之：日本人の〈原罪〉．講談社．2009.
14) 土居健郎：表と裏．弘文堂．1985.
15) 長谷川三千子：からごころ 日本精神の逆説．中央公論社．1986.
16) 司馬遼太郎，ドナルド・キーン：日本人と日本文化．中央公論社．1984.
17) 家永三郎：日本文化史．岩波文庫．1959.
18) 福田恆存：文化なき文化國家．PHP研究所．1980.
19) エリック・キャッセル著（土居健郎，大橋秀夫訳）：癒し人のわざ 医療の新しいあり方を求めて．新曜社．1981.
20) 土屋博編著：聖と俗の交錯 宗教学とその周辺．北海道大学図書刊行会．1993.
21) 河合隼雄：宗教と科学の接点．岩波書店．1986.

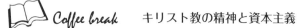 **キリスト教の精神と資本主義**

　古代ユダヤ（イスラエル）で誕生した一神教は砂漠の風土が生み出したとの説がありましたが、現在は必ずしも肯定的には捉えられていません。インドネシアなどの亜熱帯でイスラム教が信仰を拡大したことが一つの理由としてあげられています。ただ、どうしても多神教のなかで一神教が誕生した理由が、風土と無縁ではないような気もするのです。砂漠の真ん中に立ってみた経験からすると、単調で強力な自然現象は、唯一の神の存在を予感させるに十分であると思えるからです。

　さて、ローマ帝国で当初は迫害を受けていたキリスト教が、コンスタンティヌス1世（272-337）によって公認され、その後はカトリックを中心として発展しました。しかし、中世において教会の堕落（免罪符などで暴利をむさぼる等）が続きました。そのなかで、宗教改革が生じ、プロテスタントが誕生したのです。この時代、絶対王政の打破（革命）や産業革命にともなう資本主義の台頭など、大きな時代のうねりが生じました。

　プロテスタントはそれまでの宗教的な堕落に対して、大変強い禁欲主義をとり、生活のなかにも深く入り込んできました。ところが、マックス・ウェーバーはこの禁欲的なプロテスタンティズムが資本主義の発展に貢献していると言います。すなわち、マルティン・ルターの教えにある"天職"として仕事に精進することにより、規律的な社会的人間関係を構築し、その結果として富が得られるというものです。一見、資本主義と禁欲主義は相反するようですが、禁欲主義にともなう勤勉さが資本主義の発展と関係すると分析しました。

　これを現代日本にあてはめてみれば、納得のいくところがあります。すなわち、生来勤勉な性向を持つ日本人が、仕事を天職と思い、真面目に働くことにより戦後の資本主義のもとで繁栄をもたらしたとも考えられるからです。ただし、富は結果なのであって、それを求めてもうまくゆかないこと、さらには、その富に浮かれて、義しい生活を見失えば、再び富を失うことも忘れてはならないと思います。

【参考文献】
　1）オドン・ヴァレ著（佐藤正英訳）：一神教の誕生 ユダヤ教、キリスト教、イスラム教.

創元社. 2000.
2) マックス・ウェーバー著（大塚久雄訳）：プロテスタンティズムの倫理と資本主義の精神. 岩波文庫. 1989.
3) マックス・ウェーバー著（大塚久雄，生松敬三訳）：宗教社会学論選 儒教とピュウリタニズム. みすず書房. 1972.
4) マルティン・ルター著（金子晴勇訳）：生と死について──詩篇90篇講解──. 創文社. 1979.

10

権利と義務

> **考えてみよう**
> ・権利と義務の関係は？
> ・患者の権利はどのような思想のもとにあるのだろうか？
> ・権利の肥大化は人を幸せにするのだろうか？

1 自由（liberty）と権利（rights）

　近年、我々のなかには人権を守ることが重要であるとの認識が十分に広がっています。しかし、権利とは何でしょう。色々な権利が主張され、多くの権利がうたわれるなか、権利間の衝突が生じているのも事実です。

　18世紀は、主権のあり方が王権神授説から社会契約説へ移行する重要な時期でした。王権神授説はいうまでもなく、神から王へ主権が付託されたとするものですが、王の権威を強化するために王が引き起こす奇跡が流布され、民衆に信じさせました[1]。しかし、西欧における絶対王政に対する民衆の不満は、君主主義から民主主義への時代を告げます。

　イギリスではフランスより先に名誉革命（1688-1689）が起きました[2]。ステュアート朝のイングランド王ジェームス2世が王位から追放され、娘のメアリー2世とその夫のオランダ総督ウィリアム3世がイングランド王に即位したクーデターです。小規模の戦闘にとどまり、無血に等しいということで無血革命とも呼ばれます。これにより、カトリックからイングランド国教会の国教化が確定し、「権利の章典」[3]により国王の権利が制限され、国民の人権が保障されました。ここに、立憲君主制と議会民主主義が確立したのです。

そのもとになっているのが、トマス・ホッブズ（1588-1679）とジョン・ロック（1632-1704）の啓蒙思想の系譜です。トマス・ホッブズはその著書「リヴァイアサン（1651）」[4]において、自然状態において生存するために互いに殺すことが可能なことを「自由」と定義しました。そのような一種の戦争状態から生命を守るためにコモンウェルス（一種の人格、公共の福祉）によって、互いの権利を侵さない範囲で自由を得ると考えます。そこから、公共の福祉に反しないかぎり自由なのであって、無制限に自由であるわけではないのです。一神教における全能の神の存在から出発しないホッブズの考え方に、日本人の私としては共感しているところです。

その後、ジョン・ロックが「市民政府論」[5]を記しますが、そこではホッブズよりも一歩後退する形で、神が再登場します。このことが、無制限の権利の膨張を招く原因となっていると指摘されてもいます。

さらに、イギリスの革命後に、大陸でも続いてフランス革命（1787-1799）[6]がおきます。そこで、現在の人権思想のもとになっている人権宣言（1789）[3]がなされるのです。それはまた、アメリカ独立運動におけるバージニア権利章典（1776）[3]からも影響を受けています。フランス革命においては、君主制に対する民衆の怒りが革命を導き、デモクラシー（民主主義）へと発展するというのが一般的な理解です。しかし、フランス革命にもその後に恐怖政治が行われるなど、光と影の部分があります[7]。

さて、フランス革命における人権宣言では、ジャン＝ジャック・ルソー（1712-1778）[8] [9]に代表される啓蒙思想[10]が影響し、キリスト教とは離れる形で「一般意思（理性）」のもとに自然権としての人権がうたわれています。それまで、フランス（キリスト教社会）では神によって権利を与えられ保障されているという考え方が一般的でした。その意味では、現在の人権思想の原点はフランス革命の起きた18世紀後半のヨーロッパにあるといえます。また、イェーリングが「権利＝法の目標は平和であり、そのための手段は闘争である」と言ったように[11]、欧州における権利の獲得の歴史は闘争の歴史でもあったのです。

2 日本における自由民権運動

　日本においては、明治時代に「自由」と「権利」が造語され観念が輸入されました。だからといって、江戸時代までに庶民が御上と自分たちの権利のために闘うことがなかったかというとそうではありません。布川は近世においては農民が支配階級に服従していたように考えられているが、平等と生存の権利をかけて闘った歴史について実例をあげて説明しています[12]。小領主的百姓と本百姓との闘争、支配層と百姓との闘争（百姓一揆）などが自由権や生存権をかけての闘いであったことがわかります。

　明治に入り、五箇条の御誓文を根拠に板垣退助（1837-1919）らが愛国公党（1874）を結成し、「民撰議院設立建白書」を提出（1874）したことが自由民権運動の象徴として知られています。しかし、当時既に早く下院を設置すべきであろうという建白書はかなり出されており、内容的にも目新しいものではありませんでした[13]。むしろ、自由民権運動では植木枝盛（1857-1892）のような自由民権家を生み出し、彼らの活躍が民衆の意識を高めるのに貢献しました[13]。このようななかで明治憲法が成立し[14]、日本は人権が保障された立憲君主国家となりました。

　第1次世界大戦前後、明治の終わりから大正時代にかけても民主化運動は継続しました。後に信夫清三郎はこのような一連の運動を「大正デモクラシー」と呼んだのです（1954）。普通選挙制度、言論・集会・結社の自由などを求めました[15]。この時期、美濃部達吉（1873-1948）が天皇機関説を発表し、穂積八束（1860-1912）が主張した天皇主権説と対立しました。天皇機関説では、天皇は国家の最高機関であるというものですが、天皇大権の行使には国務大臣の輔弼（ほひつ）を必要とすると考えます。その結果、国民の代表機関である議会は内閣をとおして天皇の意思を拘束しうると唱えました[16]。この主張が、軍部（議会の統制を受けない）が台頭するなかで問題となり、1935年に貴族院で天皇機関説が公然と排撃され、美濃部は貴族院議員を辞職したのです。美濃部の著書3冊は発禁処分となり、さらには美濃部が銃撃され負傷する事件まで起きました。しか

し、美濃部は天皇を中心とした国体を否定していませんし、昭和天皇もそのことを肯定されています[17)][18)]。天皇機関説自体の源流をイギリスのマグナカルタ（大憲章）[19)]とみることもでき、それは立憲君主制の基本原則でもあります。ただし、美濃部は日本における国体のあり方を、明治憲法下における立憲君主制のなかで、日本人が古来民族としての拠り所としてきた"天皇の権威"のもとに示したかったのではないでしょうか。

戦後、日本国憲法のもとに保障されている自由や平等の権利についても、表面的に概念だけを真似するのではなく、日本の精神風土にあった捉え方が必要であると感じているところです。

3 義務とは何か

カントは市民社会を二つの位相で考えていました[20)][21)]。一つは法的市民社会であり、もう一つは倫理的市民社会です。カントは倫理を道徳と捉えていました。法的市民社会は公の法則にしたがって共存するかぎりでの人間相互の関係のことです。一方、倫理的市民社会では強制のない法則（徳の法則）の下で、人間が統一されている状態とされています。また、義務を以下の4つに区分しています。

```
完全義務
    内的義務（自身に対する）：徳義務
    外的義務（他人に対する）：法義務
不完全義務
    内的義務（自身に対する）：徳義務
    外的義務（他人に対する）：徳義務
```

完全義務は忽せにできないものであり、不完全義務は為さなくとも許されるものです。義務には社会的、宗教的義務も含まれますので、徳義務であっても両方の区別は生じるわけです。

また、法義務は完全義務の外的義務になります。日本国憲法にあてはめれば、保護する子女に普通教育を受けさせる義務（第26条1項）、勤労の義務（第27条1項）、納税の義務（第30条）の三大義務にあたります。他国の憲法と比較すると、勤労の義務は民主主義国家では異例ですし、一方で国防の義務がないのも日本国憲法の特徴の一つになっています注(1)。特に勤労の義務に関しては、日本人の特徴を表しているのではないでしょうか[22]。その他、医療従事者であれば、各々の資格を規定している法律によって職務上の義務が定められていることは、第3章で説明しましたのでもう一度確認してください。

4 日本人の義務の感覚

日本における律令制度においては、律は刑法、令は民法にあたります。日本では令を中心に発達し、犯罪やトラブルを未然に防ぐことに主眼がおかれました。法により自由を制限するのではなく、道徳を重んじたともいえます。そのようななかで、滅私奉公の思想が発達し、ヨーロッパの思想が入る以前より、公共の福祉を大切にしていたことがわかります。

全体主義というとすぐにファシズムや共産主義と結びつける人がいますが、個人の幸福を損なわずに、全体の調和を大切にするというのが日本の特色なのではないでしょうか注(2)。善や道徳の力によって調和が保たれている社会ともいえます。その根源には周囲を強く意識した恥の文化[23]があり、互いに程よく空気を読むという文化[24]に基づいていると思えるのです。

先ほどみたように、権利を行使するには必ず義務が生じるというのは、論理的には必ずしも正しくはありません。しかし、公の精神を忘れないためにも、権利を主張する際に、自身の義務（社会的）や他の権利との整合性について考えることは決して悪いことではないでしょう。

5 患者の権利

　患者の権利については1980年代に確立してゆきます。世界医師会（World Medical Association, WMA）は患者の権利に関するリスボン宣言を1981年に採択しました。現在、2005年にチリ・サンディエゴで修正されたものが用いられており、11項目から成ります。

1. 良質の医療を受ける権利
2. 選択の自由の権利
3. 自己決定の権利
4. 意識のない患者（代理人からインフォームド・コンセントを得る）
5. 法的無能力の患者（代理人の同意が必要）
6. 患者の意思に反する処置（法律が認めるか医の倫理の諸原則に合致する場合）
7. 情報に対する権利
8. 守秘義務に対する権利
9. 健康教育を受ける権利
10. 尊厳に対する権利
11. 宗教的支援に対する権利

　さて、日本国憲法に照らし合わせると、リスボン宣言における権利の根拠は13条と25条に求めることができます。

> 日本国憲法13条　すべて国民は、個人として尊重される。生命、自由及び幸福追求に対する国民の権利については、公共の福祉に反しない限り、立法その他の国政の上で、最大の尊重を必要とする。
>
> 日本国憲法25条　すべて国民は、健康で文化的な最低限度の生活を営む権利を有する。
> 2　国は、すべての生活部面について、社会福祉、社会保障及び公衆衛生の向上及び増進に努めなければならない。

さらに、自己決定権の根拠は、ミル（1806-1873）の著書「自由論」[25]に負うところが大きいと考えられています。彼は「或る人の行為が彼自身以外の何びとの利益にも影響せず、または他の人々がそれを好まない限り彼らの利害に影響を及ぼさないですむ場合には（関係者がすべて成年に達しており、または普通の程度の理解力をもっているものとして）、中略、その行為を為しまたその行為の結果に対して責任をとる完全な自由——法律的社会的自由——が存在しなくてはならない」と主張しました。第3章では医師の義務としてインフォームド・コンセント（説明と同意）を説明しましたが、最近では自己決定権と関連してインフォームド・ディシジョン（インフォームド・チョイス）、すなわち患者が方針の選択まで行うことが模索されています。いずれも、医師等の医療者の権威（パターナリズム）に基づいた医療への反省から導かれていることも忘れてはならないでしょう注(3)。

6 患者および障碍者の義務（役割）

現代においては、治療は医療契約のもとに行われると考えます。そこでは、医療消費者としての患者が存在することになります。そのため、ときには過剰な権利意識が現場で問題となりますし、医療を提供する側も消費者として対応しすぎるきらいがあります。「患者様」という表現が医療の現場で用いられるようになって久しいですが、これについては賛否両論があります。

さて、疾病の治療に際して入院する場合には、社会における義務を免除されるかわりに、患者としての義務（役割）を負うことになります（患者役割）。社会学者のパーソンズは次の4項目をあげています[26]。

- ・正常な社会的役割の責務の免除
- ・病人が「力をふるいおこして」決然たる行為や意志の所業によって健康を回復するのを要請されてはならない
- ・「回復」しようとする義務をともなう

- 専門的に有能な援助、すなわちたいがいの通常のケースでは、医師の援助を求める義務、および回復しようとする過程で医師と協力する義務

クトナーは患者役割を障碍者に適用して、次の4項目を障碍者役割としてあげました[27]。

- 自己の社会的不利に対して忍耐強く打ち勝つこと
- 能力低下に適応すること
- 障碍されていない身体機能を用いて、能力低下の代償を行うこと
- ある程度まで、仕事を行い社会的な活動性を高めること

7 職業上の倫理

医療においては古くは「ヒポクラテスの誓い」[28]があり、日本においては「医戒」[29]がありました。また、世界医師会は2005年に「医の倫理マニュアル」を作成し、日本医師会も翻訳して配布しています。また、医学研究においてはヘルシンキ宣言に基づき、実際の研究を行うようにされています。日本では文部科学省および厚生労働省が平成26年（2014）に「人を対象とする医学系研究に関する倫理指針」を発表し、国内の各大学・研究施設・病院等に設置されている研究倫理審査委員会ではこれにしたがっています。

一方、本邦の理学療法士（有資格者）が組織する日本理学療法士協会においても17項目の職業倫理ガイドラインが設けられています。特にここで特記しておきたいのは、最後の後進の育成です。専門職として成立していることの一つの条件として、自ら後進を教育し、模範を示すことが求められます。

- 守秘義務
- 応召義務
- インフォームド・コンセント
- 個人情報保護
- 診療（指導）契約
- 処方箋受付義務

- ・診療録への記載と保存の義務
- ・守るべきモラルとマナー
- ・安全性の確保
- ・アカデミック・ハラスメント防止
- ・研究モラル
- ・後進の育成
- ・診療情報の開示
- ・診療や相談指導の手技と方法
- ・セクシャル・ハラスメント防止
- ・日々の研鑽
- ・良好なチームワーク

復習課題：医療従事者に求められる義務をあげ、なぜ必要なのかについて自分の考えをまとめてください。
予習課題：資料15および16を一読してきてください。

【注】

(1) 日本国憲法は第2次世界大戦後に諸外国の憲法等を参考にして、GHQによって作成された背景をおさえておくことは重要です。
(2) 個人主義（individualism）に対して、集団で行動することに価値をおくことを集団主義（collectivism）と呼びます。
(3) 日本的医療のあり方を考える場合には、自己決定権を主張しすぎることが文化的風土に馴染むのかについて熟考しなければなりません。

【文献】

1) マルク・ブロック著（井上泰男，渡邊昌美訳）：王の軌跡．刀水書房．1998．
2) 浦田早苗：「名誉革命」再考序説．駒沢大学法学論集 55: 67-90, 1997.
3) 岩波書店編：人権宣言集．岩波書店．1957．
4) トマス・ホッブズ著（水田洋，田中浩訳）：リヴァイアサン〈国家論〉．河出書房新社．1966．
5) ジョン・ロック著（鵜飼信成訳）：市民政府論．岩波書店．1968．
6) 遅塚忠躬：フランス革命 歴史における劇薬．岩波書店．1997．
7) 長谷川三千子：民主主義とは何か．文藝春秋．2001
8) ジャン＝ジャック・ルソー著（桑原武雄，前川貞次郎訳）：社会契約論．岩波書店．1954．

9) ジャン=ジャック・ルソー著（本田喜代治，平岡昇訳）：人間不平等起源論．岩波書店．1933.
10) イヌマエル・カント著（篠田英雄訳）：啓蒙とは何か．岩波書店．1950.
11) ルドルフ・フォン・イェーリング著（村上淳一訳）：権利のための闘争．岩波書店．1982.
12) 布川清司：江戸時代の民衆思想 近世百姓が求めた平等・自由・生存．三一書房．1995.
13) 稲田雅洋：自由民権運動の系譜 近代日本の言論の力．吉川弘文館．2009.
14) 伊藤哲夫：近代国家建設の大事業 明治憲法の真実．致知出版社．2013.
15) 成田龍一：大正デモクラシー シリーズ日本近現代史④．岩波書店．2007.
16) 美濃部達吉：憲法撮要Ⅰ 復刻版．桜那書院．2015.
17) 土屋道雄：天皇機関説．横浜創英短期大学紀要 2: 123-136, 1994.
18) 富永健：天皇機関説と国体論．憲法論叢 12: 73-94, 2005.
19) 児玉誠：ヘンリ2世と司法改革Ⅰ──イギリス中世憲法における法の支配への道──．明星大学経済学研究紀要 46: 25-33 ,2014.
20) 菅沢龍文：カントの共和制国家における法と倫理──義務論の観点から──．法政大学文学部紀要 65: 15-30, 2012.
21) 西田雅弘：カントの重層的市民社会論──「自由」「平等」「自立」と「博愛」──．下関市立大学論集 48: 85-94, 2005.
22) 山本七平：勤勉の哲学 日本人を動かす原理・その2．祥伝社．2008.
23) ルース・ベネディクト著（長谷川松治訳）：菊と刀．社会思想社．1972
24) 山本七平：空気の研究．文藝春秋．1983.
25) ジョン・スチュアート・ミル著（塩尻公明，木村健康訳）：自由論．岩波書店．1971.
26) タルコット・パーソンズ著（佐藤勉訳）：社会学体系論．青木書店．1974.
27) Kutner B: Kutner Rehabilitation: Whose goals? Whose priorities? Arch Phys Med Rehabil 52: 284-287, 1971
28) ヒポクラテス著（小川政恭訳）：古い医術について──他八篇．岩波書店．1963.
29) クリストフ・ヴェルフェム・フーヘランド著（杉田成卿訳）：医戒．社会思想社．1967.

【関連資料】
1) 衆議院憲法調査会（明治憲法と日本国憲法に関する基礎的資料（明治憲法の制定

過程について)) 2003.
2) 佐々木惣一：日本國憲法論．有斐閣．1949.
3) 八木秀次：反「人権」宣言．筑摩書房．2001.
4) 八木秀次：日本国憲法とは何か．PHP研究所．2003.
4) アレクサンダー・バッセリン・ダレントーヴ著（久保正幡訳）：自然法．岩波書店．1952.
5) トーマス・ペイン著（小松春雄訳）：コモン・センス．岩波書店．1976.
6) 宮城栄昌：律令制度の社会と文化．弘文堂．1950.
7) ハインリヒ・ミッタイス著（林毅訳）：自然法論．創文社．1971.
8) ゲオルク・ヴェルヘルム・フリードリヒ・ヘーゲル著（藤野渉，赤沢正敏訳）：法の哲学Ⅰ．中央公論新社．2001.
9) ゲオルク・ヴェルヘルム・フリードリヒ・ヘーゲル著（藤野渉，赤沢正敏訳）：法の哲学Ⅱ．中央公論新社．2001.
10) ピーター・シンガー著（樫則章訳）：生と死の倫理学 伝統的倫理の崩壊．昭和堂．1998.

Coffee break　動物の権利

　動物には権利があるのだろうか。今日では、このような問いを発する前に、当然権利があると考えている人が多いものと思います。しかし、動物の権利の源は何であろうかと問えば、必ずしも明確に説明できないかもしれません。
　動物の権利について一石が投じられたのは、1975年に発行されたピーター・シンガーの「動物の解放」によってでした。彼女は全ての動物は平等であること、苦痛を与えてはならないことを前提に議論を展開します。その結論として、医学の発展に必要な動物実験を可能なかぎり他の方法で代替すること、工場畜産を中止し動物を食べることを止めることを提案するのです。
　ところで、全ての動物は平等であることをどのように正当化できるのでしょうか。ローレンス・ブリングルは次のようなたとえ話をして、動物は平等なのかを問います。船が沈没して4人乗りの救難ボートに乗り込む際、4人のヒトと1匹の犬がいたとします。そのとき、犬を見捨てることが倫理的に許されるかというものです。皆さんは自分が死んでも犬を助けますか？　もしかすると、家族同然の飼い犬であり、犬を助けたいと思う人がいるかもしれませんし、全

く関係なければ犬を犠牲にすることが悪とは考えないかもしれません。

　さて、動物は平等であり、苦痛を与えてはならないとなると、魚も痛みを感じるのかという問いも日本人にとっては気になるところです。ヴィクトリア・ブレイスウェイトは科学的実験をもとに魚も痛みを感じていると結論づけます。ただし、ブレイスウェイトは魚を食べると言いますし、菜食主義になるべきだと主張しているわけでもありません。苦痛をなるべく与えないようにしたほうがよいと提案しているのです。その点ではピーター・シンガーと同じ意見なわけです。

　動物が平等だとすれば、自然権についても同様になります。ホッブズが考えるように、自分の生命を守るために殺し合うことが許されるのが自然権であるとするならば、その先にヒトと他の動物との契約は成立するのか？動物は理性を有しているのかという問いも必然になるはずです。とても解決できそうもないですが、動物を食するときには、それで生かされている感謝の念は持ちたいと思います。

【参考文献】
1) ピーター・シンガー著（戸田清訳）：動物の解放．技術と人間．1988.
2) ローレンス・プリングル著（田邉治子訳）：動物に権利はあるか．NHK出版．1995.
3) ヴィクトリア・ブレイスウェイト著（高橋洋訳）：魚は痛みを感じるか？　紀伊國屋書店．2012.
4) ハロルド・ハーツォグ著（山形浩生，守岡桜，森本正史訳）：ぼくらはそれでも肉を食う　人間と動物の奇妙な関係．柏書房．2011.

11

学ぶということ

考えてみよう：生涯にわたり学ぶためには何を学べばよいのだろうか？

1 学ぶということ

　なぜ人は学ぶのか。その問いに対する答えは、その人のおかれた立場によって異なるでしょうが、理学療法の視点においては治療を実践するために、そして対象者の物語を理解するためにという二つの理由をあげることができます。第5章ではそれに関連することとして理学療法の枠組みモデルを紹介しました。

　言うまでもなく医療においては常に新しい知識が集積され、それに基づいた学説や理論が生み出されています。理学療法士は臨床の実践に必要なそれらの知識・技術を学び続ける必要があるのです。したがって、養成校では「学ぶ方法を学ぶ」ことが重要になります。「すぐ使える知識は、すぐ使えなくなる」というのも事実でしょう。暗記やその場かぎりの満足に終わらず、学び続けることが大事です。国立民族学博物館初代館長であった梅棹忠夫氏は、知識詰め込み型の学校教育を批判していましたが、一方で「学校はひどく教えおしみをしている」とも言いました[1]。何を教えていないかというと、『自ら学ぶ方法』です。人間力というキーワードと重なるような気がしてなりません。

2 患者理解のための近現代史

　臨床において患者さんの価値観を理解するには、その方が生きてこられた時代背景を知ることがどうしても必要になります。人を知るためには、大きな視

野で歴史を学ぶことが大事なのです。

```
90 歳：1925 年    戦争体験
80 歳：1935 年    60 年安保闘争、戦後における価値の大転換
70 歳：1945 年    70 年安保闘争（団塊の世代）
60 歳：1955 年    高度経済成長期、バブル経済
50 歳：1965 年    オイルショック
40 歳：1975 年    団塊ジュニア
                                    ＊ 2015 年を基準とした場合
```

例えば、その方が 90 歳であれば、戦争を生き抜いた世代でしょうし、80 歳であれば第 1 次安保闘争の時代を学生として過ごされてきたわけです。私が臨床に出た頃には、患者さんの多くが戦争を体験されており、若い頃の話題になると出兵された話や空襲の話になりました。結婚もお見合いが主であり、親に決められた相手と結ばれるわけで、冗談まじりにもっと自由に恋がしたかったなどという話もありました。

3 学ぶために大切なこと

医療従事者の養成教育における目標（taxonomy of education）は、認知領域（知識）、情意領域（態度・習慣）、精神運動領域（技能）に分けられます[2]。これは、ブルームによる分類をもとにして、ギルバートが医療従事者向けに修正したものです（図）。

認知領域（domain of intellectual skills）は、単語等を記憶する想起レベル（recall of facts）、事象の因果等を説明できる解釈レベル（interpretation of data）、そして知識を用いての問題解決レベル（problem solving）に分けられます。例えば、筋に関する解剖学的な用語を覚えていることが想起レベル、筋収縮についてどのような現象であるのか生理学的に説明できるのが解釈レベル、筋萎縮により筋力低下した個々の患者にどのような運動を行えばよいかを思考できるのが問題

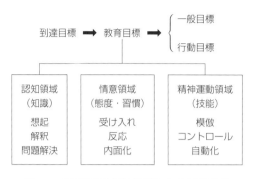

図 11-1. 医療従事者の養成教育における教育目標

解決レベルとなります。

精神運動領域（domain of practical skills）は、熟練者の技能を真似することのできる模倣レベル（imitation）、意識しながら作業等を実施することが可能なコントロールレベル（control）、そして無意識に身体が反応して動く自動化レベルに分けられます。患者の関節を動かす関節可動域練習を例にすれば、先輩理学療法士の身体の動かし方、患者への触れ方を真似してみるのが模倣レベル、指導者のもと自分なりに意識して工夫をしながら実施するのがコントロールレベル、意識しないでも適切な体節の保持と身体の動かし方ができているのが自動化レベルということになります。

さて、最後の情意領域（domain of attitudes）には、副題としてコミュニケーション技術がつけられています。受け入れ（receptivily）は対象者の苦しみなどにまずは気づけること、反応（response）は対象者にいくつかの適切な言葉をかけられること、内面化（internalization）は対象者の苦しみを自分のことのように感じ、対象者および家族へ適切な支援ができるということを伝えられるレベルであるとされています。各領域で次の段階へ進めるようにステップアップすることが求められます。教員との二人三脚で現在の自分の課題が何であるのかを知っておく必要があります。

さて、多くのことを学ぶにあたって、最も大切なことは"素直になること"、そして"忍耐強くなること"でしょう。戦後、日本経済を牽引した松下幸之助は、素直であることがその人の能力を最大限にのばす源であると説いています[3]。他者からのアドバイスを素直に聞けること、自分の無知に素直に向き合えることから全ては始まります。そして、忍耐強く学び続けることでしょう。近道はありません。

4 医療従事者としての基本的態度

　先ほどの情意領域と関連して、医療従事者に求められる基本的な態度について考えてみます。はじめに、良好な人間関係を形成するため、カウンセリング技術から学んでみたいと思います。カウンセリングではクライエントに防衛機制が働いていないなかでの関係性をリレーションと呼んでいますが、リレーションを構築するためには次の五つが大切であるといわれています[4]。

> ・**傾聴**：相手の話だけでなく、態度や様子も含めて理解しようとする態度
> ・**受容**：相手の話の内容をありのままに受け止める態度
> ・**支持**：相手の言動を肯定・承認する態度
> ・**繰り返し**：要点を繰り返すこと
> ・**明確化**：相手がまだはっきり意識していないことを言語化すること

　いずれにしても、一般的にいわれている共感的、受容的態度の重要性を含めて、治療開始時に必要な態度が明確に説明されています。
　また、村田氏はカウンセリングがカウンセラーとクライエントとの共同作業であることを前提として、次の4点がカウンセラーに要求されるといいます[5]。

> ・受容すること
> ・差別感の排除
> ・共感
> ・適切な助言

　さらに、カウンセリングでの言葉の重要性に触れ、一言で関係性が瓦解することに警鐘を鳴らしています。そこで大切にすべきポイントを五つあげています。

> ・**言葉**：スキンシップのある言葉。決して冗舌ではない
> ・**沈黙**：雄弁な沈黙。ときには言葉以上の力を持つ

- 間：言葉の接ぎ穂までの間合い、話のリズムの調整
- ひとりごと（つぶやき）：合点、納得、支持、疑い、迷いにともなうつぶやき
- 対話：人生の生きる意味を分かつもの

にわかカウンセラーは大変危険であることは覚えておかなければなりませんが、相手の気持ちを崩さないためにも要点を理解しておくことは助けになるでしょう。

5 キャリアデザイン（熟達者エキスパートを目指して）

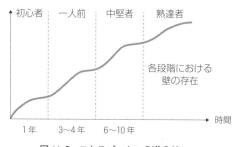

図 11-2. エキスパートへの道のり

理学療法士は専門職・プロフェッションです。プロフェッションとは高度の専門知識や技術を持ち、自律的な活動が可能で、職務の重要性を認識している人が従事する特別な職業と定義されております[6]。元々の意味は「信仰告白」であり、キリスト教の奉仕的な信念を表していました。また、プロフェッションのメンバーの一員として、一人一人がプロフェッショナルであるわけです。

さて、専門職としての資格を得たからといって、すぐに熟達者・エキスパートになれるわけではありません。10年ルールというものがあり、初心者からスタートし、3〜4年で何とか一人で仕事ができる一人前に、6〜10年で周囲をみながら仕事ができる中堅者に、そして10年以降に立派なプロフェッションになれるということです[7]。

ところで、熟達度を増すには何が必要かといいますと、やはり経験です。頭

のなかで整理できる学校知に加え、実践を通して暗黙知を得ることが必要になります。熟達者でもある管理者としては、若手に段階にあった経験を積ませることが必要になり、それがクリニカルラダーとして整備されなければならないのです[7]。

学校知（academic intelligence）　⇔　実践知（practical intelligence）
形式知（explicit knowledge）　　　暗黙知（tacit knowledge）

さらに、働いてからも成長するためには、学び続けることが必要になります。そのための素養としては以下のようなことがあげられます[6]。

・自分の能力に対する自信（楽観性、自尊心）
・学習機会を追い求める姿勢（好奇心）
・挑戦する姿勢（リスクテイキング）
・柔軟性（批判にオープン、フィードバックの活用）

一方、理学療法士のなかで魅力的な人は、多職種連携においても接する人々を鼓舞するはずです。Welchらは、リーダーシップの要素を4つあげております[7]。①自らが活力に満ちあふれていること。②目標に向かう周りの人々を元気づけること。③タフな問題に対しても決断ができること。④言ったことをとことんまで実行してゆくこと。皆さんは自分と照らし合わせていかがでしょうか。

・自らが活力に満ちあふれていること（energy）
・目標に向かう周りの人々を元気づけること（energize）
・タフな問題に対しても決断ができること（edge）
・言ったことをとことんまで実行してゆくこと（excute）

6 日本の組織の特徴と人望

　日本においては、諸外国とは異なる組織のシステムがあります。最近ではマニュアルに沿った対応などといわれるようになりましたが、一般的にはマニュアル（規程）の少ないのが特徴だといわれています。すなわち、不文律を基本とし、慣習によって運営がなされているのです。病院では患者への対応のマニュアルは多数作成されていますが、組織運営に関しては諸外国と比較して少ないといわれています。用意されていても、多くの職員は熟知していないでしょう。

　そこで大切にされているのは、人望のある職員の行動規範です。山本氏は人望の厚い人の特徴として次の九つをあげています[8]。実は、人望の厚い人は柔軟なことが特徴であり、一見、相容れない特徴が調和している人だということがよくわかります。少し意識して日頃の自身を振り返ってみてはいかがでしょうか。

- 寛にして栗→寛大だが、しまりがある
- 柔にして立→柔和だが、事が処理できる
- 愿にして恭→真面目だが、丁寧でつっけんどんでない
- 乱にして敬→事を治める能力があるが、慎み深い
- 擾にして毅→おとなしいが、内が強い
- 直にして温→正直・素直だが、温和
- 簡にして廉→大まかだが、しっかりしている
- 剛にして塞→剛健だが、内も充実
- 彊にして義→強勇だが、義しい

復習課題：理学療法士として働き続けるために何が必要か、自分の考えをまとめてください。

予習課題：資料16および17を一読してきてください。

【文献】
1) 梅棹忠夫：知的生産の技術．岩波文庫．1969．
2) Guilbert, J. J.: Educational handobook for health personnel 6th ed. World Health Orgnization. Geneva. 1987.
3) 松下幸之助：素直な心になるために．PHP研究所．2004．
4) 国分康孝：カウンセリングの技法．誠信書房．1979．
5) 人間学的カウンセリング研究会編：カウンセリングのための人間学．北海道教育社．1994．
6) 松尾睦：経験からの学習 プロフェッショナルへの成長プロセス．同文舘出版．2006．
7) 金井壽宏，楠見孝編：実践知．有斐閣．2012．
8) 山本七平：人間集団における人望の研究 二人以上の部下を持つ人のために．祥伝社．1991．

【その他の関連文献】
1) 深田祐介：黎明の世紀 大東亜会議とその主役たち．文藝春秋．1991．
2) 櫻井よしこ：GHQの情報操作書「眞相箱」の呪縛を解く．小学館．2002．
3) 馬渕睦夫：国難の正体 世界最終戦争へのカウントダウン．ビジネス社．2014．
4) 江藤淳：閉ざされた言語空間 占領軍の検閲と戦後日本．文藝春秋．1994．
5) 関野通夫：日本人を狂わせた洗脳工作 いまなお続く占領軍の心理作戦．自由社．2015．
6) 連合軍総司令部民間情報教育局：真相箱――太平洋戦争の政治・外交・陸海空戦の真相．コズモ出版．1946．
7) ルディ・カウスブルック著（近藤紀子訳）：西欧の植民地喪失と日本 オランダ領東インドの消滅と日本軍抑留所．草思社．1998．
8) 岩間弘：完全版 大東亜解放戦争 上・下巻．創栄出版．2012．
9) 吉本貞昭：世界が語る大東亜戦争と東京裁判 アジア・西欧諸国の指導者・識者たちの名言集．ハート出版．2012．
10) 加瀬英明，ヘンリー・S・ストークス：なぜアメリカは、対日戦争を仕掛けたのか．祥伝社．2012．
11) ロバート・B・スティネット著（姉尾作太男監訳）：真珠湾の真実 ルーズベルトの欺瞞の日々．文藝春秋．2001．
12) 芝伸太郎：日本人という鬱病．人文書院．1999．

13）ヘンリー・S・ストークス：英国人記者が見た 連合国戦勝史観の妄想．祥伝社．2013．
14）鳥居民：原爆を投下するまで日本を降伏させるな トルーマンとバーンズの陰謀．草思社．2005．
15）兵藤長雄：善意の架け橋 ポーランド魂とやまと心．文藝春秋．1998．
16）桜の花出版編集部：インドネシアの人々が証言する日本軍政の真実．桜の花出版．2006．
17）終戦五十周年国民委員会編：世界がさばく東京裁判 85人の外国人識者が語る連合国批判．ジュピター出版．1996．
18）菅沼光弘：誰も教えない この国の歴史の真実．KKベストセラーズ．2012．
19）田中正明：パール判事の日本無罪論．小学館．2001．
20）蔡焜燦：台湾人と日本精神．小学館．2001．
21）ヘレン・ミアーズ著（伊藤延司訳）：新版 アメリカの鏡・日本．角川書店．2005．
22）森本哲郎：生き方の研究．新潮社．1987．
23）大蔵幸宏：昔はよかったと言うけれど 戦前のマナー・モラルから考える．新評論．2013．
24）菅賀江留郎：戦前の少年犯罪．築地書館．2007．
25）前田雅栄：少年犯罪 統計からみたその実像．東京大学出版会．2000．
26）鮎川潤：少年犯罪 ほんとうに多発化・凶悪化しているのか．平凡社．2001．
27）エドガー・H・シャイン著（二村敏子，三善勝代訳）：キャリア・ダイナミクス．白桃書房．1991．
28）Schein, E. H.: *Organaizationonal culture and leadership* 3rd ed. Jossey-Bass. San Francisco. 2004.
29）出口将人：組織文化のマネジメント 行為の共有と文化．白桃書房．2004．
30）ハーバート・フロイデンバーガー著（川勝久訳）：燃え尽き症候群 スランプをつくらない生きかた．三笠書房．1981．
31）北原惇：黄色に描かれる西洋人 思想史としての西洋の人種主義．花伝社．2007．
32）中里至正，松井洋編著：異質な日本の若者たち 世界の中高生の思いやり意識．ブレーン出版．1997．
33）国立青少年教育振興機構：高校生の生活と意識に関する調査報告書――日本・米国・中国・韓国の比較――．2015．入手日 2016-3-9．入手先 http://www.niye.go.jp/kenkyu_houkoku/contents/detail/i/98/．

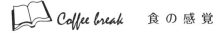 食の感覚

　ヨーロッパ文化の基層とは何か。日本人にとっても大きな疑問ですが、命を保つために根源的な食べることをみれば、少しその疑問に答えることができるかもしれません。

　竹下氏はフランス人の大食漢に驚くとともに、とにかく肉に囲まれて生活しているといいます。確かに、欧州諸国のマーケットを歩いていると、現代日本人にとっては少し抵抗感のある元の姿のままのグロテスクな食材が並んでいます。さらに彼は、ヨーロッパから受けた印象を「ヨーロッパ人は肉を食らい、石の巣に棲む生物である」と語ってもいます。日本人として魚菜に馴染み、木の文化の雰囲気に包まれて育った者が受けた強烈な印象であると言うのです。

　このような肉食の思想は、聖書にも読み取れます。興味深いのは、創世記の1-28に「生めよ、ふえよ、地に満ちよ」と神の啓示がありますが、ノアの箱舟の後、創世記9-13には「生めよ、ふえよ、地に満ちよ。地の全ての獣、空の全ての鳥、地に這う全てのもの、海の全ての魚は恐れおののいて、あなたがたの支配に屈し、全ての生きて動くものはあなたがたの食物となるであろう。さきに青草をあなたがたに与えたように、わたくしはこれらのものを皆あなたがたに与える」との言葉があります。これが菜食原則にしたがったエデンの時代から、動物への人間の支配的管理の認許の言葉と考えられています。宗教はある意味では生活の規範を示すものですから、環境に応じた食のあり方を教示しているのであり、時代とともに牧民的食習慣に合致するようになったとも言えます。

　さて、肉食は食生産の観点からすると余分にエネルギーを使うことも知られています。穀物を餌にして食肉用の家畜を育てると、鶏、牛、羊では10％以下の転化率となるのです。ただし、豚は18.5％と他の2倍ほどになっていますが、直接穀物を食するよりも摂取できるエネルギーは1/5から1/10になるということです。効率からいえば、食物に不足していた時代はそのまま食べたほうがよいように思えます。しかし、ここで欧州の風土が関係してきます。草原の広がる土地は、放牧に適しており、わざわざ穀物を飼料とすることなく家畜を育てることができたのです。

　一方、日本は海岸と山が近く、平野の少ない地形であり、放牧には適してい

ません。そのかわり、海の幸に恵まれ、水の豊かさを活かして米作りが盛んになりました。このように、環境・風土に依存した食の習慣が、国民性や文化を形成してきたといえるでしょう。日本人は魚を食べなくなったとはいえ、世界的にみると一人あたりの消費量は圧倒的に首位の位置を占めています。近年、人口増加や食生活の改善してきた国々が漁業資源を確保するために争っているのも事実です。食に感謝しながらもったいない精神、お蔭さま精神で、限られた資源を無駄にしないようにしたいものです。

【文献】
1) 竹下敬次：血と石 ヨーロッパの精神風土．以文社．1973．
2) 谷泰：自然管理者としての人間の位置――人はなぜ神に似ているのか．川田順造編．ヨーロッパの基層文化．pp.79-94．岩波書店．1995．
3) 鯖田豊之：肉食の思想．中央公論社．1966．
4) 三宅眞：世界の魚食文化考 美味を求める資源研究．中央公論社．1991．
5) 佐野雅昭：日本人が知らない漁業の大問題．新潮社．2015．

理学療法と研究

> 考えてみよう：臨床と研究は別なのですか？

1 臨床理学療法における治療——症例報告の重要性

　はじめに、臨床における研究として重要であるのは症例報告であることを確認したいと思います。一つには先にも述べましたように、枠組みモデル、推論モデル、治療モデルにしたがって日々の治療にあたっているのならば、一つ一つの症例についてきちんとした症例研究ができるはずです。それは科学的な手続きに則っているからこそ、検証可能なのであり、他の理学療法士に役立つものになるのです。当然、そのような理学療法士は継続的に評価結果を積み重ね、個別の予後予測に対しても客観的に行うことができるはずですし、周囲の信頼も高まることでしょう。

- ・枠組みモデル、推論モデル、治療モデル
　　　科学的手続きにしたがって日頃から臨床を実践すること
- ・全ての症例について科学的に検討できること（反証可能性）
- ・評価を積み重ね、的確な予後予測ができること

2 科学と科学哲学

　理学療法学は科学的手続きに基づいて、その治療方法の根拠を探究しています。その科学的手続きについて、どのようにすれば客観的に理論や法則を構築

しうるかを考える学問が科学哲学ということになります。

しかし、そもそも科学とは何でしょうか。中谷宇吉郎は「科学にはある限界があって、自然現象の中から再現可能な現象を抜き出して、それを対象として取り扱う学問である。」と説明しています[1]。また、「科学の世界では、よく自然現象とか、自然の実際の姿とか、あるいはその間の法則とかいう言葉が使われるが、これらはすべて人間が見つけるのであって、その点が重要なことである。」とも述べています。すなわち、科学の眼でみた自然の実態であり、自然そのものは違ったものであるかもしれないのです。

さて、科学的事実というのは理論に依存します。科学史家のトーマス・クーン[2] は、ある分野が科学と呼べるようになるのは、パラダイム[注(1)]を持つようになってからのことであるといいます。すなわち、パラダイムを通して自然をみているわけです。天文学でのパラダイムとはプトレマイオスの天動説、コペルニクスの地動説などをいい、それが変わることを"科学革命"と呼び、一般的には"パラダイムの転換"ともいわれます。専門家集団においては、あるパラダイムに基づいて研究が進められており、それを通常科学と定義しています。そのなかで理論では説明できない事実（変則性）が蓄積されてくると、新しいパラダイムを必要としてきます（異常科学）。新しいパラダイムのほうがうまく説明できるとすると、科学革命がおきて、中心となるパラダイムが変わるわけです。

```
パラダイムの成立
    →通常科学
        →変則性（anomaly）の蓄積
            →異常科学（新しいパラダイムの成立）
                →科学革命
                    →新しい通常科学
```

科学的手続きで大切な方法には、帰納（induction）と演繹（deduction）があります[3]。純粋な帰納的推論（inductive inference）とは、①全ての事実の観察、②

表 12-1. 演繹法と帰納法のまとめ（文献3より引用）

	演繹 Deduction	広い意味の帰納（induction）		
		枚挙的帰納法 enumerative induction	アブダクション 最良の説明への推論 仮説形成 abduction	アナロジー Analogy
例	AならばB、A、ゆえにB modus ponens	A1はPである A2はPである ……	Aである Hと仮定するとなぜAなのかうまく説明できる	AはPである AとBは似ている
	AならばB、Bでない、ゆえにAでない modus tollens	（きっと）すべてのAはPである	（きっと）Hである	（きっと）BはPである
得意技	前提に暗に含まれていた情報を取り出す	個々の事例から一般化する	いちばん良さそうな説明へと推論する	類比的に知識を拡張する
		仮説を立てる		
真理保存性 truth-conservativeness	○（前提が真なら必ず結果も真）	×（前提が真であることは結論が真であることを論理的には保証しない）		
情報量	増えない	増やす（結論には前提に含まれていなかった情報が付け加わる）		

それら事実の分析と分類、③それらに基づいた一般化の帰納的導出、④その一般化のよりいっそうのテスト、の過程を経て理論・法則を見いだすものである。しかし、ヘンペルは全ての事実を集めるにはこの世の終わりまで待たねばならないと皮肉をこめて批判しており、「経験的事実あるいは発見は、ただ与えられた仮説に関してのみ論理的に関係がある、あるいは関係がないと言える」とし、さらに「科学における仮説や理論は観察された事実から導かれるのではなく、観察された事実を説明するために発見されるのである」と説明しています[4]。すなわち、データから理論を得るには創造的想像力が重要なのです。

ここで注意すべきは、第1段階は何らかの観察が不可欠ということです。理学療法においても臨床で観察された事実について、そのことが一般的にいえる

のかを検討するためには、仮説と多くの観察が必要になります。例えば、変形性膝関節症の患者が歩行の際に膝を曲げて歩いていることを観察したとします。理学療法士は、この原因は何だろうと考えるわけです（臨床的疑問）。そして、膝関節伸展筋力低下が歩行立脚期の膝関節屈曲を強めているとの仮説を立てるわけです。すると、次の段階はその仮説に基づいて、変形性関節症患者の歩行計測と膝関節伸展筋力を測定してその関係性を調べ、仮説が正しいか否かを検証するのです。

一方、演繹的推論（deductive inference）は、ある仮説をもとにテストを実施して観察される事実が仮説を支持するものであるのかを検証するものです。先ほどの変形性膝関節症の例では、筋力低下のある人が歩行立脚期に過剰な膝関節屈曲を生じているのかを調べるわけです。

3 帰納法の問題点とポパーによる克服

ヒュームは帰納法による科学的手続きを以下の理由により批判しました[5]。

①帰納的推論を論理的に正当化することはできない
　⇒真理保存的ではないから（前提が真でも結論が真であることは保証されない）
②帰納を経験的に正当化することもできない
　⇒循環論法に陥る
③帰納を「自然の斉一性の原理」によって正当化することもできない
　⇒自然はこれまでも斉一性だから、これからもそうだろうということ自体が帰納的推論

そこで、ポパーは反証主義によって帰納法の問題点を克服することを提案しました[6]-[8]。

①世界がどうなっているかについて推測（conjecture）を仮説として立てる
②その仮説から実験や観察によるテストが可能な予測を引き出す

③実験により予測が外れ、仮説が反証されると、その仮説は捨てられる：反駁（refutation）
④反証に失敗しつづけると仮説は生き延び、安定する⇒強められた corroborated 仮説

4 仮説演繹法

　帰納と演繹の利点を活かすために、現在では二つの方法を組み合わせた仮説演繹法（hypothetico-deductive method）が用いられるようになっています[3]。その良い例として、19世紀におきたゼンメルヴァイスの産褥熱の事例（1844～1848）が知られています。ウィーン総合病院に勤務していたゼンメルヴァイス医師は、病棟によって産褥熱の発症率が異なることに気がつきました。いくつかの仮説があげられテストされたのですが、なかなか産褥熱は減少しませんでした。そのようななか、彼の同僚が一緒に検死をしていた学生の小刀で指に刺し傷を受け、産褥熱と同様の症状を示して亡くなったのです。そこで、彼は同僚と医学生に対して、診察前には必ずさらし粉の水溶液で手洗いを行うよう指示しました。結果、劇的に産褥熱が減少したのです。このように、観察された事実から仮説を立て（帰納）、テストによって仮説を検証する（演繹）の循環を繰り返し、仮説を洗練させて、より頑強な仮説へと導いてゆくわけです。

　先ほどの理学療法における歩容と筋力の例にもあてはめることができ、当初の観察から筋力低下が歩容に影響しているとの仮説を立て、今後は筋力低下している変形性膝関節症患者で立脚期に過剰な膝関節屈曲が生じているのかをテストします。筋力低下がみられても予測された歩容が出現しない場合には、別の仮説を立ててテストを繰り返すという手順を繰り返しながら、頑強な仮説を形成してゆくわけです。

　ただし、医療の世界では対象が人ですので、全ての条件を統制できません。したがって、確率的説明（probabilistic explanation）にならざるをえません。同じ

理由で、医療において仮説は adhoc（アドホック）、すなわち特にこの場合に限ってというような制約条件のもとで成立することも理解しておく必要があります。また、同じように確証されている二つの仮説・理論がある場合には、単純さの原理（prinnciple of simplicity）に基づいて判断されるべきだと考えられています。端的にいえば、より単純な仮説が選ばれるべきだということです。これはオッカムの剃刀にも通じます。

①そのデータ（事実）を説明してくれそうな仮説、
　あるいはそのデータから一般化やアナロジーで言えそうな仮説を立てる⇒帰納

②仮説から予測 prediction を導く⇒真理保存的・演繹

③その予測があたっているかどうかを実験や観察で確かめる。

④予測が当たったら、仮説が正しそうだということになる（確からしさ）。
　⇒検証された verified（100％真）
　⇒確証された comfirmed（仮説が以前よりも真理に近づいた）

⑤予測が間違っている場合
　⇒反証された falsified

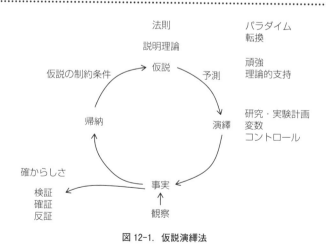

図 12-1．仮説演繹法

5 説明モデル（科学的説明）

理学療法においては現象を明確に説明することも求められます。その際には、次の二つの方法に分けられています。

---

①演繹的―法則的説明（deductive-nomological explanation）[4]
　ヘンペルが科学的説明の一つとしてあげているものです。すなわち、仮説を説明するものが一般法則に基づいている場合を指します。この際に用いられる法則を、説明される現象についてのカバー法則（covering law）ともいいます。また、ヘンペルは次の二つを科学的説明の充たすべき条件としています。
・説明連関の要請：提出された知識が、信ぜしめるに足る根拠を与える説明であること
　検証可能性の要請：経験的検証が可能であること

②因果関係による説明[9) 10)]
　サモンはイギリス人である哲学者ジョン・スチュワート・ミルの方法を基本として、因果関係による説明の方法を提唱しました。ミルの方法は次の三つに分類されます。
・一致法：条件に一つだけ共通の因子があり、全ての結果が同じになる。
・差異法：条件に一つだけ異なる因子があり、それのみ異なる結果になる。
・一致差異併用法：複数の条件で因子Aがある場合はX、因子Aがない場合は非Xになる。

　例えば、立位の姿勢分析をした際に、対象者が体幹後傾位になっているとします。そうすると、重力の作用により股関節伸筋群の筋力を補うための姿勢調整であるという説明ができます。この場合にカバー法則としては、ニュートンの万有引力の法則がその一つということになります。
　一方、パンを口に直接運ぶという食事動作に関して、肘関節屈曲角度が100度未満では手が口に届かないという場合には、肘関節屈曲制限によって食事動作が制限されていると説明できます。ミルの差異法を用いて具体的に検証するならば、健康なある人に対して肘関節装具を装着させ、屈曲制限を90度と110度の2種類にしたとき、110度では手が口に届いたけれども、90度では届かない場合に因果によって説明できるようになるのです。

6 操作的定義——何によって測定するのか

ヒトにおいて現象を説明し、テストするときに、関節角度などは直接計測することができますが、必ずしもいつも測定ができるとはかぎりません。例えば、運動によって消費されるエネルギーを知りたいときに、直接的にその量を測定することはできません。理学療法学では酸素摂取量を用いて、身体全体のエネルギー消費量を推定します。なぜなら、ヒトは酸素を用いてエネルギーを産生しているからです。このように、直接には計測できないけれども他の現象によってその存在が示される場合に、他の現象を測定することでその存在を計測したと定義するとき、これを操作的定義と呼びます。また、このような考え方を操作主義というのです。これは抽象的な概念にも用いられています。例えば心理学領域では知能テストの結果を仮に知能として捉えるようなことをしているのです。

7 理学療法に求められる研究

一般に研究には新規性（novelty）、独創性（originality）が求められ、理学療法学においても基本的には同様です。

一方で、理学療法学においては正常か否かを判断するための基本的データが揃っていないことも事実です。また、演繹的―法則的説明ができたとしても、説明連関の要請に本当に応えられているのかを吟味する必要もあります。臨床で観察された現象について、あたかも理解できているような錯覚に陥っていないか、常に自省が必要です。例えば、年齢の問題です。何かできなくなると、"歳だから"と説明する医療従事者がいます。加齢によってどのような身体的変化が生じていて、関心あることに影響しているのかがわかっていればよいのですが、わからないで誤魔化して"歳だから"はいけません。

ある意味では、あまりにも新規性、独創性にこだわることで、理学療法学の基礎を固めるような研究が進まないことは避ける必要があります。

> 復習課題：症例報告がなぜ重要であるのか、自分の考えをまとめてください。
> 予習課題：第13章を一読してきてください。

【注】

(1) トーマス・クーンは、「パラダイム」とは、一般に認められた科学的業績で、一時期の間、専門家に対して問い方や答え方のモデルを与えるものと定義している。

【文献】

1) 中谷宇吉郎：科学の方法．岩波書店．1958.
2) トーマス・クーン著（中山茂訳）：科学革命の構造．みすず書房．1971.
3) 戸田山和久：科学哲学の冒険 サイエンスの目的と方法をさぐる．NHKブックス．2005.
4) カール・G・ヘンペル著（黒崎宏訳）：自然科学の哲学．培風館．1967.
5) ディビット・ヒューム著（土岐邦夫，小西嘉四郎訳）：人性論．中央公論新社．2010.
6) カール・R・ポパー著（藤本隆志，石垣壽郎，森博訳）：推測と反駁．法政大学出版局．1980.
7) カール・R・ポパー著（大内義一，森博訳）：科学的発見の論理 上・下．恒星社厚生閣．1971.
8) カール・R・ポパー著（森博訳）：客観的知識 進化論的アプローチ．木鐸社．1974.
9) ウィズレイ・C・サモン著（山下正男訳）：論理学 三訂版．培風館．1967.
10) Salmon, W. C.: *Causality and explanation*. Oxford University Press. New York. 1998.

【その他の関連文献】

1) 伊勢田哲治：疑似科学と科学の哲学．名古屋大学出版会．2003
2) ドミニック・ルクール著（沢崎壮宏，竹中利彦，三宅岳史訳）：科学哲学．白水社．2005
3) 柳瀬睦男：科学の哲学．岩波書店．1984.
4) 村上陽一郎：新しい科学論．講談社．1979.
5) 村上陽一郎：近代科学を超えて．講談社．1986.

6) ジョン・P・ロゼ著（常石敬一訳）：科学哲学の歴史 科学的認識とは何か．紀伊國屋書店．1974．
7) マイケル・ギボンズ著（小林信一訳）：現代社会と知の創造 モード論とは何か．丸善．1997．
8) ブルーノ・ラトゥール著（川崎勝，高田紀代志訳）：科学が作られているとき 人類学的考察．産業図書．1999
9) ネルソン・グッドマン：事実・虚構・予言．勁草書房．1987．
10) 金森修：サイエンスウォーズ：東京大学出版会．2000．
11) アラン・カーソル，ジャン・ブリクモン著（田崎晴明，大野克嗣，堀茂樹訳）：「知」の欺瞞 ポストモダン思想における科学の濫用．岩波書店．2000．
12) パウル・カール・ファイヤアーベント著（村上陽一郎，渡辺博訳）：方法への挑戦 科学的創造と知のアナーキズム．新曜社．1981
13) ガストン・バシュラール著（竹内良和訳）：科学認識論．白水社．1974．
14) ガストン・バシュラール著（関根克彦訳）：新しい科学的精神．ちくま学芸文庫．2002．
16) ゲオルク・ウェルヘルム・フリードリヒ・ヘーゲル著（松村一人訳）：小倫理学 上・下．岩波書店．1952．
17) ジョルジュ・カンギレム著（金森修訳）：科学史・科学哲学研究．法政大学出版局．1991．
18) 松村一人：弁証法とはどういうものか．岩波書店．1950．

理学療法士の役割と
チーム医療

考えてみよう：理学療法士の本質的な役割は何だろうか。

1 不安の心理と道案内人

　これまで不自由なく暮らしてきた人が、病気になり、そして障碍を持つようになったら、どのような心境でしょうか。老いも含めて、人生は初めての経験の積み重ねかもしれませんが、不安の大きさは病気になることで、さらには障碍を有することでどれだけ大きくなるか想像に難くありません。"たそがれ"の語源は、夕方に遠くから歩いて来るひとが誰かわからないような、"誰そ彼"からきています。まさに、中途障碍者の不安の心理をついているような気がしてなりません。

　理学療法士は、国民の健康増進に関わる専門職とされています。先のわからない不安を少しでも和らげるよう、その先の道を案内するのが大きな役割の一つだと思います。

この先、どうなるのだろうという不安
　→時間をかけて、どのようにすれば少しでも良い方向に進むのか伝える
　　理学療法士は道案内人、水先案内人、道を照らす灯台

　もう一つ大事なことがあります。患者さんには、人生をそこまで歩まれ、築

かれてきた「ある状態」があります。人間関係や仕事などを含めて、その方が大切にしてこられた事柄や、価値観をしっかりと受け止め、その状態を理解してあげられるだけでも、多分患者さんは安心するのだと思います。英語ではstatusということでしょうが、本来の意味は高いも低いもなく、その人の状態ということでありましょう。

さて、私も臨床において色々な職業・立場の方と接してきましたが、その都度、仕事の内容などを勉強させていただきました。そのなかで、患者さんが背負われているものの大きさであるとか、大事にされていることを、あらためて感じながら治療にあたってきたというのが実際です。

例えば、脳卒中で入院された華道の先生を担当したときのことです。それまで、花を生けることをしたことがありませんから、本を買って華道の基本を学びます。地元の教室が展覧会を開いていれば鑑賞に出かけます。流派のことも学びます。そうして、不自由になられた利き手の運動をしてもらうときにも、花を生ける動作を模倣してもらいますと、色々と私に華道のことを教えてくれながら運動してくださるのです。終わったら、私が生徒ですから「ありがとうございます」とお礼を言います。その方はお一人暮らしでしたが、近くに住んでいる娘さんの力を借りながら、歩かれて普段の生活に戻られました。全てが万事このような感じですので、私は大変多趣味になりました。

理学療法士は疾病や障碍を接点として患者さんと出会いますが、それを入口として「人として関わる」こと、それは理学療法の枠組みモデルで示したように俯瞰的に全体像を把握することであり、狭い専門的視点だけに囚われないことが大事であると思うのです。

2 日本人の病いの感覚と不安

日本人は清潔にこだわります[1]。不浄や穢れを嫌う感覚といってもよいかもしれません。日本の風土は温暖湿潤で、雑菌が繁殖しやすいことから、食中毒は昔から多かったわけです。そのような環境が、宗教の基層や、それに基づく

生活習慣にも影響を及ぼしていると考えられます。一方で、明治時代まではそれほど医学・薬学が発達していませんでしたから[2)-7)]、病いは神仏の祟りとも捉えられていました。現代まで受け継がれている信仰に蘇民将来伝説があります[8)]。

　北の海に住む武塔神（たけとうのかみ）は、あるとき南の海に住む女神をたずねました。疫隈（えのくま）まで来たところで日が暮れ、そこには蘇民将来（そみんしょうらい）と巨旦将来（こたんしょうらい）の兄弟が住んでいました。武塔神はまずお金持ちの巨旦将来を訪ねて宿を頼むと、怪しげなものを不審に思い断ってしまいました。次に貧乏だが心やさしい蘇民将来を訪ねました。蘇民将来はささやかなもてなしをしながら武塔神を泊めました。
それから数年経って、武塔神は神々を従えて戻ってきたのです。茅の輪を贈って、蘇民将来の子孫には全てこれを腰につけるよう言って立ち去りました。その後、疫病が流行ったとき、蘇民将来の子孫以外は皆死んでしまったそうです。実は武塔神は素戔嗚尊（すさのおのみこと）で、和魂（にぎだま）と荒魂（あらだま）を併せ持ち、怒らせると疫病を流行らせるのです。その後、玄関前に蘇民将来の御札を祀る習慣が各地でできました。

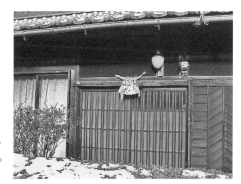

図 13-1．玄関先にかけられた蘇民将来の御札

　さて、日本人は医学上で定義される疾病（disease）に対して、病（やまい）（sickness）、病気（illness）、患いなどの言葉を使います。"病は気から"なり、すなわち"病気"になるわけです。風邪は、文字通り邪悪な風が体に入り罹るということでした。総じて、このような病気を風病（ふびょう）（かざやまい）といい、脳卒中である中風（ちゅうぶう）もその一つだったわけです。日本ほど、流行性感冒などの感染症を何でも風邪と称して対応する先進国は少ないそうです[1)]。

　ところで、近代まで謂れのない差別を受けた病気にハンセン病があります。1873年にはノルウェーのハンセンが原因をらい菌による感染症であると突き止めていたのですが、有効な治療法がなく、末梢神経と皮膚が侵され、放置し

第2節　日本人の病いの感覚と不安　　143

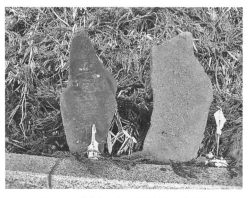

図 13-2. 仙台市にある諏訪神社の疱瘡神
(種痘が開発されるまで、疱瘡は流行病のなかでも猛威をふるったものの一つである。)

ていると重い皮膚の症状があらわれるため恐れられたのです。日本では風病、業病などで説明され、のちには天刑病ともいわれ、よくない行いのために罹る病気だと思われていました。明治40年にらい予防に関する法律が定められて隔離政策が行われ、一部は現代まで続いていました。元々、感染力の弱い菌であり、1943年には特効薬プロミンが開発され、ハンセン病の患者は市民生活に戻れるようになりました[1]。

このように、日本人は病気の原因を神仏の祟りや先祖との関係に求め、さらには自身の行いの悪さにも思いを馳せるのです。それは、現代人でも変わらないものであり、現代医学の知識があるにもかかわらず、病因については古代人と同じようなことを想像していることは興味深いことなのです。

日本人の不安の心理は、カレン・ホーナイが言ったように日本文化に根ざしています。不安の反対である安心は、もともと仏教用語で「あんじん」と読み、心が宗教的な意味で不動の境地に達した状態をいいます[9]。第7章の障碍受容とも関係しますが、現実にはそのような境地に達することはなかなか難しいでしょう。日本人の病いへの揺れ動く心を察し、不安を少しでも緩和できるように支援することが望まれます。

3 チーム医療のなかの理学療法士

医療の世界においては、医師が診療に必要な専門職にオーダーして各々が関わる multi-disciplinary team model（多職種チームモデル）が一般的でした[10]。

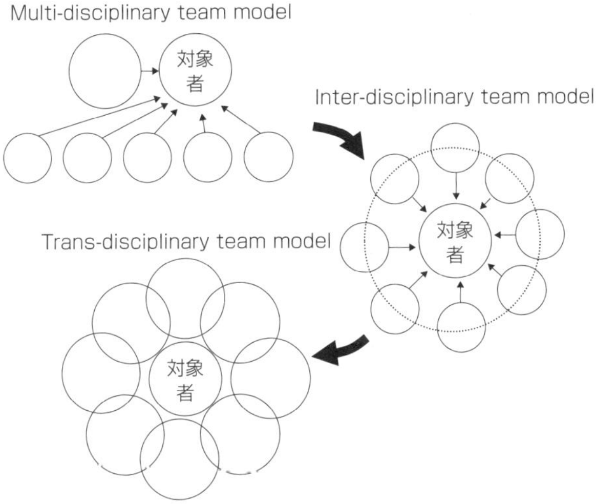

図13-3. 3つの医療チームモデル

しかし、患者を中心として複数の専門職が同時に関わることのほうが効果的な場合もあります。リハビリテーション医療では各々の治療技術を有した専門職が関わるため、そのようなチーム医療が適しています[11)-16)]。これを interdisciplinary team model（相互連携チームモデル）と呼びます。一方、小児科を中心として家族中心の対応を考えたときに生まれてきたのが、transdisciplinary team model（役割解放チームモデル）です。primary therapist が窓口となって相談にのるほうが、家族も誰に相談してよいか迷うこともなく、経済的にも効率がよくなると考えられています。しかし、それぞれのチームモデルに対して利点・効用は想定されていますが、科学的な検討はこれからです。

> 復習課題：臨床における理学療法士の役割について、自分の考えをまとめてください。
> 予習課題：資料18を一読してきてください。

表 13-1. 医療チームモデルの種類とその特徴および利点

医療チームモデル	特徴	利点
Multidisciplinary Team Model 多職種チームモデル	医師と各専門職との情報交換や協調はあるが、専門職間の連携は最小限である。階層的な構造をなしている。	主治医の責任が明確である。各専門職の自律性が高く、役割は明確である。
Interdisciplinary Team Model 相互連携チームモデル	通常のリハビリテーション医療におけるチーム形態。患者中心のチーム体制で、医師を含めて各専門職に階層性はない。専門職間の情報交換や連携が行われる。ただし、専門職の役割は一部重なっているが、ほぼ決まっている。	定期的にカンファレンスを持つことにより十分に情報共有しており、患者に対して同じ目標に向かってアプローチできる。
Transdisciplinary Team Model 役割解放チームモデル	①家族主体のチーム形態で、主担当者（セラピスト）が窓口になっていくつかの役割を担う（role release）。ただし、主担当者は必要に応じて、他職種と連携しながら複数の役割を担う。 ②回復期病棟などで互いに他の専門職の役割を担うチーム形態を指す場合もある。	①家族が誰に相談してよいか迷うことがない。専門職間で役割を重複しているので、より技能を高めることが可能となる。 ②課題指向型アプローチを実施しやすい。

＊各チームモデルに日本語の定訳はない。
＊欧米では論文のなかで必ずしも multidisciplinary team moel と interdisciplinary team model の区別を明確にして用語を使用しているわけではない（要注意）。また、定義も共通化されていない。

【文献】

1) 大貫恵美子：日本人の病気観．岩波書店．1985．
2) 宗田一：日本の名薬．八坂書房．1993．
3) 酒井シヅ編：疫病の時代．大修館書店．1999．
4) 波平恵美子：病気と治療の文化人類学．海鳴社．1984．
5) 立川昭二：病いと人間の文化史．新潮社．1984．
6) 立川昭二：江戸病草紙 近世の病気と医療．筑摩書房．1998．
7) 新村拓 編：日本医療史．吉川弘文館．2006．
8) 酒井シヅ：病が語る日本史．講談社．2002．
9) 中村元編著：新 仏教語源散策．東京書籍．1986．
10) Grabois, M., Garrison, S. J., Hart, K. A., Lehmkuhl, L. D.: *Physical Medicine & Rehabilitaion*. Blackwell Science. Massachusetts. 2000.
11) 日本リハビリテーション病院・施設協会，全国回復期リハビリテーション病棟連

絡協議会編：回復期リハビリテーション病棟．三輪書店．2003．
12) Dyer, J. A.: Multidisciplinary, interdisciplinary, and transdisciplinary educational models and nursing education. Nurs Educ Perspect 24: 186-188, 2003.
13) Körner, M.: Interprofessional teamwork in medical rehabilitation: a comparison of multidisciplinary and interdisciplinary team approach. Clin Rehabil 24: 745-755, 2010.
14) 菊地尚久：リハビリテーションチーム．総合リハ 40: 441-445, 2012.
15) Neumann, V., Gutenbrunner, C., Fialka-Moser, V., Christodoulou, N., Varela, E., Giustini, A., Delarque, A.: Interdisciplinary team working in physical and rehabilitation medicine. J Rehabli Med 42: 4-8, 2010.
16) Karol, R. L.: Team models in neurorehabilitation: structure, function, and culture change. NeuroRehabilitation 34: 655-669, 2014.

【関連文献・資料】
1) エミュール・デュルケム著（井伊玄太郎訳）：社会分業論 上・下．講談社．1989．
2) 多田富雄：寡黙なる巨人．集英社．2007．
3) 多田富雄，鶴見和子：邂逅．藤原書店．2003．

【おすすめの映画】
1) 心の旅．マイク・ニコルズ監督．ハリソン・フォード主演．パラマウント映画配給．1991．
2) ドクター．ランダ・ヘインズ監督．ウィリアム・ハート主演．ワーナーブラザーズ配給．1991．

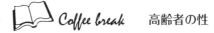 高齢者の性

　日本での理学療法において、性の問題が重要であるという認識にもかかわらず、現実的にはあまりにも個人的な問題であることから避けられてきたのが現実です。身体の活動として、または生活の質という観点からもリハビリテーション医療において重要であるのは論を俟ちませんが、日本社会においては触れにくい話題なのです。

　ところが、近年、看護領域から大規模な調査研究報告がなされるようになってきました。特に、人生80年になり、高齢者の性の問題は急速にクローズアップされています。日本性科学会セクシャリティ研究会（2002）の大規模調査によると、性交頻度が月2，3回あると回答した男性は50歳代後半まで50％前後を維持しています。また、70歳代後半でも性交をともなう性行為を約50％の人々が営んでいるのです。一方で、性交渉に満足しているのかという問いには、気乗りしない性交渉に応じている人の割合が女性のほうで多く、「お付き合い」することが多いと回答しています。さらに、配偶者との望ましい性的関係については、50歳代後半で「精神的な愛情やいたわりのみ」をよしとする人が増えてくるようです。以上の報告からも、高齢者における性の問題は単純に性行為の問題ではないことがわかります。波多野は「基本的に、セックス行為は、肝心かなめだが、夫婦生活はなにもセックス行為に限定されるものではない。夫と妻との全人間的交渉が、夫婦セックスである」と述べています。夫婦で長い余生を送ることが多くなり、その関係の全てを見直すことが必要となってきているのです。

　スキンシップは和製英語ですが、英語ではストローク（stroke）がそれにあたり「撫でつけ、さすり」のことを指します。脳卒中の発作のことをストロークといいますが、西欧人にとっては神の一撃（The stroke of God）であり、神が与える試練と捉えられているのです。魂を揺さぶる出来事や行為に対してストロークという言葉があるのではないかと感じています。健康な高齢者においてもストロークは「精神的な愛情やいたわり」であり、広義には性としての大切な行為の一つなのです。

　一方、高齢化社会において、慢性疾患の増加と障碍の重複化はある程度は避けられない現実です。身体機能の不自由は物理的に直接的な性行為を妨げるの

も事実です。例えば、関節障碍（関節リウマチ、変形性股関節症などの疾患）や脳血管障碍後遺症（運動麻痺、インポテンツなどの症状）が代表と考えられます。また、循環器疾患（狭心症、心筋梗塞）による運動能力低下、糖尿病や高血圧症などの生活習慣病によるインポテンツなども性行為の障碍となるのです。理学療法士として相談を受けたときには、繊細な問題だけに、しっかりと対応できるよう人格的にも成長したいものです。

【文献】

1) 日本性科学会セクシャリティ研究会編著：カラダと気持ち ミドル・シニア版 40～70代セクシャリティ1000人調査．三五館．2002．
2) 波多野完治：吾れ老ゆ故に吾れ在り 老いと性と人生と．光文社．1993．
3) 高柳美知子：老いてなおステキな性を 高齢期の男女の関係性を問う．かもがわ出版．2005．
4) 荒木乳根子：在宅ケアで出会う高齢者の性．中央法規．1999．
5) 藤澤宏幸：高齢者の性．松原達哉編．カウンセリング実践ハンドブック．pp.634-635．善．2011．

医療制度

> **考えてみよう**
> ・日本の医療制度はどのように発展してきたのだろうか？
> ・診療代はどのように決まっているのだろうか？ 理学療法の診療費はいくらなの？

1 日本の医療制度の特徴

　日本の医療制度は財源を社会保険方式として、提供を民間医療機関が中心に担っているという特徴があります[1]。また、国民皆保険、フリーアクセス、出来高払いの特徴を有する安心かつ便利な制度を実現しています[2]。その体制は、欧州の福祉先進国が財源を税方式とし、公的医療機関によって提供しているのとは異なりますし、アメリカのように両方とも民間で担っているのとは大きく異なります。社会保険方式にする利点は疾病リスクの高い低所得者層を排除せず、費用対効果を明確にできることだといえます。

```
イギリス・スウェーデン：税方式→公的医療機関
日本　　　　　　　　　：社会保険方式（国民皆保険）→民間医療機関が中心
ドイツ　　　　　　　　：社会保険方式（富裕層は民間）→公的・民間共存
アメリカ　　　　　　　：民間保険中心（貧困層は公的）→民間中心
```

2 イギリスの医療制度

　税方式をとったイギリスは、"ゆりかごから墓場まで"といわれたほど、福祉の国として知られました。イギリスは階級社会であることは前述しましたが、近代において産業革命がおこり、労働党が政権をとるにいたって福祉政策の充実を推し進めてきたのです[3]。しかし、イギリスの医療は新しい世紀を迎える前、1990年代に崩壊寸前の状態に陥りました[4]。イギリスの医療はNational Health Service（NHS）が提供していますが、医療費抑制、NHSの組織肥大化と官僚化、改革疲れにより疲弊したといわれています[4]。人手不足も深刻で、医療従事者の士気の低下も招いていました。そこで、保守党のサッチャー首相時代、新自由主義の考えのもと医療の民営化を図りましたが、それは失敗しました。ところが、次の労働党ブレア首相によって医療費を拡大し、EBMなどの医療の最適化を図ることによって再生したのです。ただし、その改革は単に効率だけを追い求めるものではありませんでした。日本がイギリスの失敗と成功に学ぶ価値はあると思います。

3 アメリカの医療制度

　アメリカの医療制度は民間中心に担われており、医療保険においても市場原理が強く働いています[5]。アメリカでは大多数が事業主の提供する民間医療保険に加入します。しかし、失業者、中小企業で事業主が医療保険を提供していない労働者、パートタイムなどの非正規労働者、事業主が保険を提供していても保険料の自己負担分を支払えず加入していない人々が無保険になっており、大きな社会問題となっています。また、保険に加入していたとしても、保険で保障される検査や診療などが加入しているプログラムに依存しており、安価なプログラムでは満足な医療を受けることができないことも問題です。

　そのため、大統領選挙において医療制度の問題は長らく主要な争点の一つでしたが、オバマ大統領（民主党）により国民皆保険制度が導入され（Patient Protection and Affordable Care Act and Affordable Care Act, PPACA：通称オバマケア）、医療難民の解消が進められようとしています（2010年制定、2014年施行、完全施行2018年）[6]。

アメリカの公的な医療制度（社会保険）としては高齢者と障碍者を対象としたメディケアと、低所得者を対象としたメディケイドがあります。さらに、低所得者層の児童を対象とした医療保険があります[6]。

民間医療保険

公的医療保障（1965年：社会保障法修正法）
・メディケア（連邦政府）：65歳以上の高齢者、一定の障碍者
　　　パートA：入院費用
　　　パートB：医師の診察料
　　　パートC：民間保険への加入を通じて保障する部分
　　　パートD：処方薬剤費
・メディケイド（州政府）：低所得者
・SCHIP（state children's health insurance program、連邦・州政府）：児童

一方、PPACAでは民間を中心とした医療制度は維持されたまま、国民全員が何らかの保険に加入することを義務づけました。民間医療保険会社も加入を拒否できなくなりました。個人負担の上限額も6,350ドル、4人家族で12,700ドルに設定されたのです。しかし、そもそも未加入者は保険料を自己負担できない人々ですから支援策が必要で、医療保険取引制度（health benefit exchanges, HBE）および小企業医療選択プログラム（small business health options program, SHOP）が用意されています。また、メディケイドの条件が大幅に緩和され、連邦貧困水準の133％までなら加入可能になりました。したがって、HBEは連邦貧困水準の133％から400％にあたる人に助成金が与えられます。一方、SHOPは小企業事業主に対して制度を利用して医療保険を購入した場合に一定の税額控除という形で保険料負担を軽減しているのです。

PPACAは貧困層を中心として歓喜のなかに迎え入れられましたが、実は多

くの問題が潜んでいます[7]。日本ではフリーアクセスが可能ですが、アメリカでは医療機関によって契約している医療保険会社が異なるので、まずは加入している保険がきくのかを確認する必要があります。しかし、PPACAが開始されてから、新しい保険で通院できる病院は増えていません。保険には入ることができたが、病院にかかることができない人が大勢いるのです。また、医療機関側も政府や医療保険会社の審査が厳しく、規定にあっていないと支払ってくれないことも多く、それらの保険加入者を敬遠するようになるようです。

　さらに、PPACA施行前に保険に加入していた人の保険料は変わらないと公言されていたのが、医療保険会社が政府の要件（義務化した10項目をカバーしていないと違法）を盾に契約を解除し、新しい高額な保険に加入することを半ば強制しています。PPACAでは必ず保険に入らないと95ドルの罰金か年収の1％を徴収されますので、メディケイドに該当しない人々の負担は大きく増加しているようです。加えて、製薬会社のロビー活動によって、薬代の自己負担は定額制から一定率負担制に変更していたのです。したがって、HIV感染者や癌治療などでは多額の薬代がかかることになったのです[7]。

　このように、大きな矛盾を抱えながら国民皆保険制度は動いています。また、完全施行が2018年ですから、2016年のアメリカ大統領選の結果によって共和党が勝利すれば、PPACAの先行きはさらに不透明なものになります。日本においては、アメリカの新自由主義の動きを慎重に見極め、世界に冠たる医療制度を守る必要があると思います。

4　医療を経済から考える

　平成7年厚生白書[8]では医療は単なる消費財ではなく、他産業への波及効果も、他産業と同等の効果があることが指摘されました。医療を単純にサービス産業の一つとして捉えることには問題がありますが、経済効果をみるときにはサービス産業としての見方も必要です。診療報酬改定における議論の中心は、年々増加する医療費の抑制に向けられています。しかし、他産業と同等である

と指摘されている経済的な波及効果については、多くの場合に触れられていません。さらには福祉の分野とあわせて雇用創出効果も大きいはずであるのに、医療、福祉にかけられたお金が、どこかに消えてしまうかのような議論ばかりが目立ちます。工業生産を中心に考えられている経済理論が浸透している結果ともいえますが、医療に関わる者として、医療の経済的な意義を考えることも必要です。

ただし、医療を単にサービスとして捉え、効率ばかりを追い求めるのは危険です。憲法にも保障されている「健康で文化的な最低限度の生活を営む権利（第25条1項）」を守ることは、「国の社会福祉、社会保障及び公衆衛生の向上及び増進に努めなければならない（第25条1項）」と規定される国の義務でもあります。その点を踏まえたうえで、医療の経済的効果を検討し、抑制一辺倒の思考から脱却することも必要であるといいたいのです。

5 日本の医療制度の歴史

それでは日本に立ち戻って、医療制度の歴史を概観したいと思います。日本においても産業が活発になるにしたがい、第1次世界大戦の頃には労働者の保護を目的に健康保険法が成立しました（1922年）。すなわち、鉱山労働者、工場労働者、農民、船員などと、ある意味では業種別に健康保険が成立してゆきました。そして、戦後に国民健康保険が改正され、市町村が国民健康保険を運営することで会社等に勤めていない人も全て加入するようになり、皆保険制度が実現したのです。

```
1922年：健康保険法（職域保険）
        第1次世界大戦（1914年）
        戦後恐慌（1920年）
                労働者の保護（鉱業法1905年、工場法1911年）
                労働組合活動の活発化
```

```
            労働政策立法としての健保法の制定（労使協調）
        特徴①保険者は政府（政府管掌健康保険）と健康保険組合の２本立て
            ②業務上の疾病も健保法の対象としたこと
            ③保険料負担割合が原則労使折半であること
            ④国庫補助が入っていること
1938 年：国民健康保険法（旧国保法、地域保険）
        医療施設の偏在
        農民の健康・衛生状態の劣悪さ（太平洋戦争戦時下）
        組合主義（市町村公営主義ではなかった）、加入は任意
1939 年：船員保険法制定
1947 年：労働災害補償保険法の制定（健康保険法から労災除外）
1958 年：国民健康保険法の全面改正（新国保法）
1961 年：国民皆保険の実現
1972 年：老人福祉法の改正（老人医療の無料化）←高度経済成長期
1973 年：健康保険法改正（高額医療療養費支給制度の創設）
1982 年：老人保健制度の創設（老人一部負担）←オイルショック
1984 年：健康保険法等の改正（被用者本人１割負担）
1994 年：健康保険法改正（入院時食事療養費創設）←少子高齢化の波
1997 年：健康保険法改正（被用者負担２割）
2000 年：健康保険法等改正（老人定率１割負担）
2002 年：健康保険法等改正（被用者３割負担）
2012 年：税と社会保障の一体改革←消費税の目的税化（欧州福祉先進国の例）
```

　その後、高度経済成長期が続いた1970年までは医療サービスの充実が図られました。しかし、景気を支えた固定為替相場が変動相場制へ移行し、円高になるとともに第４次中東戦争（1973）[注1]に端を発したオイルショックが到来、日本の経済は安定成長期に入ります。また、高齢化の進行とともに高齢者や被保険者の受益者負担が取り入れられるようになったのです。

6 現在の社会保険制度の姿

　日本における公的医療保険は、自営業者や年金生活者などが加入する国民健

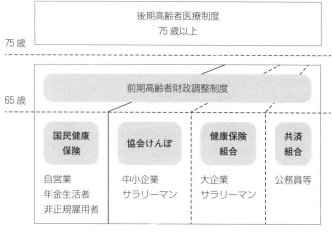

図 14-1. 日本の社会保険制度

康保険と、サラリーマンや公務員等が加入する健康保険組合（共済組合含む）に大別されます。国民健康保険では開業医や美容師などの同業者が組合をつくります（芸能人の組合もあります）。また、各組合が保険費を徴収して運営しています（国債などでの資金運用を含む）。組合が保険者であり、加入者が被保険者です。

国民健康保険では約50％、協会けんぽでは16.4％、後期高齢者医療制度では約50％の割合で公費が投入されています。さらに後期高齢者医療制度には、各組合からの支援金が入っているのです。

被保険者（加入者）が病院に掛かり費用が発生すると、病院は組合に国で定められた治療費を請求します（自己負担分を除いて）。これをレセプト業務といいます。

7 診 療 報 酬

（1）診療報酬点数表

医療は基本的人権とも関わる重要な社会保障ですので、公平性を担保するために市場原理に委ねない全国一律の価格体系がとられています。厚生労働相の

諮問機関である中央社会保険医療協議会で審議のうえ答申された内容に基づき診療報酬点数表が定められるのです。なお、2年ごとに改定されます。

```
医療費⇒市場原理に委ねない、全国で均一な治療を受けられることを前提
診療費と自己負担（健康保険法）
    ・保険診療：通常の診療報酬にしたがったもの
    ・混合診療（原則禁止）：保険外併用療養費として審査のうえ認められる
            評価療養：先進医療、治験等
            患者申出療養：高度の医療技術を用いた治療（基本的には治験）
                    国内未承認医薬品等の使用や国内承認済みの医薬品等の適応外使用
                    等を迅速に使用できるよう患者の申請により審査
            選定療養：差額ベッド、時間外診療、大病院の初診等
    ・自由診療：全額自己負担（保険適応外）
            癌に対する新しい治療法等
    ・その他実費：おむつ代、病衣代、タオル代等
高額療養費制度：1ヶ月の自己負担限度額を超えた場合に支給される（自由診療等は含まない）
```

(2) レセプトと審査制度

病院は診療費を保険の加入者（被保険者）である患者と、保険者（組合）の双方に請求します。患者には自己負担金を診察終了後に病院窓口で請求します。一方、保険者への請求は診療報酬明細書（レセプト）を提出して行います（レセプト業務）。ただし、直接レセプトを各保険者に送るのではなく、支払基金を介して請求します。支払基金は社会保険診療報酬支払基金（健康保険組合、共済組合）と国民健康保険連合会があり、ここで適正な請求が行われているか審査するのです。請求しても診療報酬制度にしたがっていなければ支払われないこともあります。

(3) リハビリテーション関連（理学療法）の診療報酬

平成18年までは理学療法診療料として規定されていました。すなわち、個

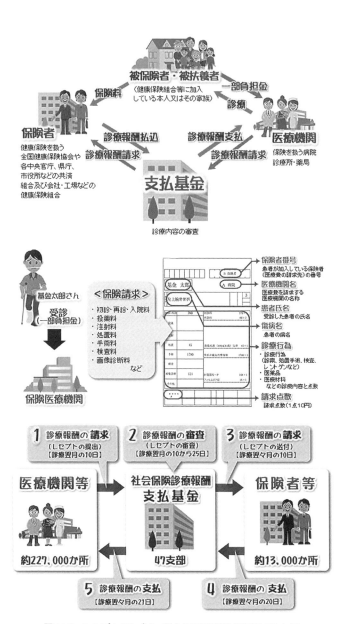

図 14-2. レセプトのしくみ（社会保険診療報酬支払基金 HP より）

別の治療方法として独自性が認められていたわけです。平成18年度改定において、疾患別リハビリテーション料が設定され、理学療法、作業療法などの区別は診療報酬上なくなりました。

平成13年度まで：理学療法診療料　簡単（15分以上）・複雑（40分以上）
平成14年度改定：理学療法診療料　個別（1単位20分）、集団
平成18年度改定：疾患別リハビリテーション（現行制度）
　　　　点数制度　1点＝10円、1単位：20分
　　　　患者1名につき標準3単位／日（60分）
　　　　PT1名につき標準18単位／日（上限24単位／日）、108単位／週

診療報酬については中央社会保険医療協議会で審議のうえ、2年に一度改定されることは前述したとおりです。本来、理学療法という治療技術に対して支

表14-1. リハビリテーションに関わる診療報酬

算定項目（疾患別、基本的な報酬）	施設基準等
脳血管疾患等リハビリテーション料	施設基準Ⅰ〜Ⅲ
運動器疾患リハビリテーション料	施設基準Ⅰ〜Ⅲ
心大血管リハビリテーション料	施設基準Ⅰ〜Ⅱ
呼吸器疾患リハビリテーション料	施設基準Ⅰ〜Ⅱ
難病患者リハビリテーション料	
障害児（者）リハビリテーション料	6歳未満、6歳以上18歳未満、18歳以上

算定項目（その他）	備考
回復期リハビリテーション病棟入院料	入院料1〜3
リハビリテーション総合計画評価料	患者1名につき1ヶ月1回
	リハビリテーション総合実施計画を作成
	患者へ説明のうえ交付する
がん患者リハビリテーション料	患者1名につき6単位／日
	＊他の疾患別リハビリテーション料を同一保険医療機関で算出できない
退院前訪問指導料	原則1回（必要な場合2回）
退院時リハビリテーション指導料	退院時1回

払われる診療報酬が、疾患別にされたこと自体、大きな問題です。その傾向は介護保険では強くなり、老人介護保険施設におけるリハビリテーションの基準（介護老人保健施設の人員、施設及び設備並びに運営に関する基準）では、「理学療法士、作業療法士又は言語聴覚士　常勤換算方法で、入所者の数を百で除して得た数以上」となっており、専門性は考慮されていません。第13章の医療チームモデルでも説明しましたが、限られた人員で効率的にリハビリテーション技術を提供するために、各専門職の役割を超えて、複数の役割を担うことが要求されているのです。しかし、その一方で専門職としてのアイデンティティが危うくなっているというのも事実であることを知っておく必要があります。

> **復習課題**：日本の医療制度の良い点、悪い点についてそれぞれ自分の考えをまとめてください。
> **予習課題**：資料19を一読してきてください。

【注】
(1) 1948年から1973年までユダヤ人国家であるイスラエルと周辺アラブ国家との間で4回の大規模な戦争が起きた．第1次中東戦争（パレスチナ戦争、1948-1949）．第2次中東戦争（1956-1957）．第3次中東戦争（1967）．第4次中東戦争（1973）．

【文献】
1) OECD編著（阿萬哲也訳）：世界の医療制度改革 質の良い効率的な医療システムに向けて．明石書店．2005．
2) 貞清栄子：わが国の医療の現状と課題——規制緩和とIT化の推進が鍵——．三井トラスト・ホールディングス．調査レポート 59: 12-24, 2007.
3) 高田実，中野智世編著：近代ヨーロッパの探求15 福祉．ミネルヴァ書房．2012．
4) 近藤克則：「医療費抑制の時代」を超えて——イギリスの医療・福祉改革．医学書院．2004．
5) 李啓充：市場原理に揺れるアメリカの医療．医学書院．1998．
6) 根岸忠：オバマ政権の社会保険制度改革——医療保険制度改革及び失業保険給付

の延長に焦点をあてて．大原社会問題研究所雑誌 639: 30-38, 2012.
7) 堤未果：沈みゆく大国アメリカ．集英社．2014.
8) 厚生省：平成7年度厚生白書．1995.

【その他の関連資料】
1) 西村周三, 田中滋, 遠藤久夫編著：医療経済学の基礎理論と論点．勁草書房．2006.
2) 遠藤久夫, 池上直己編著：医療保険・診療報酬制度．勁草書房．2005.
3) 田中滋, 二木立編著：保健・医療提供制度．勁草書房．2006.
4) 田中滋, 二木立編著：医療制度改革の国際比較．勁草書房．2007.
5) 坂本忠次, 住居広士編著：介護保険の経済と財政 新時代の介護保険のあり方．勁草書房．2006.

【おすすめの映画】
1) Sicko. マイケル・ムーア監督．ギャガ．2007.

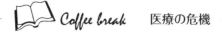 医療の危機

　日本は世界的にみても投じられている費用に比べて、質の良い医療が提供されています。それは、医師をはじめとする医療従事者の献身的な仕事によって支えられているのです。日本の医療は、社会保険制度をとりながら、提供は民間医療機関を中心に行われているのも特徴の一つです。医師の年収は他の職種と比較すると高いようですが、超過勤務が当たり前の世界であり、決して労働条件が良いといえない過酷なものです。また、多くの民間医療機関は設備投資も必要であり、一部の手術が多い急性期病院を除いては経営状態が明るいとは言えないのが現状です。加えて、研修医制度が法制化されて、医局による地方医療機関への医師派遣が回らなくなり、医師の偏在化がさらに進んでいます。研修を修了した医師は過酷で訴訟の危険性の高い診療科を避けるようになり、医療の内部でも医師の偏在化が進行しています。そのような現状に医療崩壊の危機を感じ、警鐘をならしている方もたくさんいるのです。

　医療の値段は公定価格であり、中央社会保険医療協議会で審議のうえ答申された内容に基づき診療報酬点数表が定められています。この協議会の委員は健康保険等の被保険者の代表、医師・歯科医師・薬剤師の代表、公益の代表、専門委員（看護協会等の医療専門職の代表、製薬会社、医療機器メーカー）の4つの分野に対応して選ばれます。最近では医療費抑制の大命題がすでに存在し、そのなかで利益代表者が互いにしのぎを削っている様相です。もっと、大局的な視点で安定した医療の提供のために、何が重要であるか議論していただきたいと願っています。医療費は単なる消費ではなく、経済循環を引き起こす力があることも考慮すべきではないでしょうか。

　また、医療費抑制の潮流のなかでリハビリテーション医療の危機もありました。平成18年度診療報酬改定で、疾患別リハビリテーション料が新設され、算定日数の上限（180日等）が設けられました。ただし、除外規定があり高次脳機能障碍、難病など長期のリハビリテーションが必要な方には制限はありませんでした。しかし、脳血管障碍後遺症の患者さんからは激しい反論があり、継続的なリハビリテーションの必要性を訴えたのです。結果として44万人の署名が集まり（リハビリ診療報酬改定を考える会・代表 多田富雄東大名誉教授）、平成20年度改定では治療を継続することにより改善が期待できると医学的に判断される場合には

標準的算定日数を超えても同様の治療が受けられるようになりました。さらには、生活期のリハビリテーションに対しても月13単位まで算定することができるようになったのです。一連の動きは、介護保険導入にともない、生活期リハビリテーションは介護保険でカバーするという発想のもとでの出来事でしたが、通所リハビリテーションなどの受け皿が十分とは言えない状況では、強引な誘導と国民には受け取られました。その際、すぐに大きな声をあげたのは当事者である患者とその家族であり、リハビリテーション専門職の関連団体の動きが遅かったのは反省しなければなりません。患者さんの立場を守るのもリハビリテーション専門職の役割だからです。

さて、平成28年度改定では維持期リハビリテーションの診療報酬問題が再燃しています。平成18年度とは環境が随分と異なりますが、専門職として患者の立場から真剣により良き方向を考えなければなりません。

【文献】
1) 小松秀樹：医療崩壊 「立ち去り型サボタージュ」とは何か．朝日出版社．2006．
2) 鈴木厚：崩壊する日本の医療．秀和システム．2006．
3) 結城康博：医療の値段——診療報酬の政治——．岩波書店．2006．
4) 中野剛志：TPP 黒い条約．集英社．2013．
5) 二木立：安倍政権の医療・社会保障改革．勁草書房．2014．
6) 多田富雄：診療報酬改定 リハビリ中止は死の宣告．朝日新聞2006年4月8日朝刊

理学療法の未来

> **考えてみよう**
> ・この先、社会は理学療法士に何を求めているのだろうか。
> ・そして我々は何をするべきなのか？

1 理学療法の職域

　日本も加盟している世界理学療法連盟（the world confederation for physical therapy, WCPT）では理学療法の職域・職場として、次の17ヶ所をあげております[1]。日本においてもこれから発展が期待できる分野も多く含まれています。

- 地域に根ざしたリハビリテーション（community based rehabilitation）プログラム
- 地方自治体が設置している健康増進センター、個人宅、会館などでの指導
- 教育・研究施設
- フィットネスクラブ、トレーニングジム、スパ（療養温泉施設）
- ホスピス（緩和ケア施設）
- 病院・クリニック
- ナーシング・ホーム、介護老人保健施設
- 環境安全衛生センター（労働衛生）
- 外来クリニック
- 開業している理学療法士の施設
- 刑務所
- 民間が設置した健康増進プログラム（ショッピングモールなどで）
- リハビリテーションセンターおよびケア付き住宅
- 学校（幼稚園、初等・中等教育、特別支援学級）

- 高齢者用市民センター（senior citizen centres）：老人クラブ
- スポーツセンター、スポーツクラブ
- 民間企業、会社

　団塊の世代が人生を終えたとき、我が国には人口の減少の時代が到来します。そのときには、本当の意味で理学療法士が人の生涯における全ての時期に関わることのできる仕事として再生するのではないかと想像しています。そこでは、国民の一人一人の人生に寄り添える理学療法士が求められることでしょう。その意味で、将来的には学校などへの配置などが進み、健康な子どもに対しても予防的な観点から関われるようになることを期待しています。

2　社会の要請にこたえるために──理学療法の広がり

　日本は、諸外国に例をみないスピードで高齢化が進行しています。65歳以上の人口は、現在3,000万人を超えており（国民の約4人に1人）、2042年の約3,900万人でピークを迎え、その後も、75歳以上の人口割合は増加し続けることが予想されています。このような状況のなか、団塊の世代（約800万人）が75歳以上となる平成37年（2025）以降は、国民の医療や介護の需要が、さらに増加することが見込まれています[2]。

　そこで厚生労働省は、高齢者の尊厳の保持と自立生活の支援の目的のもとで、可能なかぎり住み慣れた地域で生活を継続することができるような包括的な支援・サービス提供体制の構築を目指しています（地域包括ケアシステム）。地域包括ケアシステムは次の5つの構成要素から成るとされていますが、そのなかにはリハビリテーション、医療、予防が含まれており、まさに理学療法が重要であることを示しています[3]。

- 介護・リハビリテーション
- 医療・看護
- 保健・予防
- 生活支援・福祉サービス
- すまいとすまい方

また、地域で自立した生活を営むための支え合いについて、自助、互助、共助、公助の4つに分けて説明しています。自助とは個人や家族による支え合い・助け合いのことで、自分でできることは自分ですることをいいます。互助は近隣住民同士のボランティアなどによる助け合い、共助は制度化された相互扶助であり、社会保険制度や介護保険制度が含まれます。そして、公助は行政による支援であり、生活保護など共助でも守り切れない最後の砦としています。

理学療法士は専門職としては共助での関わりになりますが、日本理学療法士協会や各都道府県士会においては社会に貢献する法人としてボランティアベー

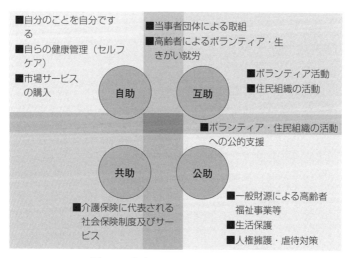

図 15-1. 自助、互助、共助、公助の定義

スでの関わりも生じてくるかもしれません。一方、理学療法士の資格を有する者が、生活者として互助に関わることも考えられます。欧米ではプロボノ（pro bono pubulico, 公共善のために）が盛んに行われています。すなわち、専門資格を有する人々が、その知識・技術を活かしてボランティアにあたることで、弁護士の無料相談などが代表例として知られています。今後、理学療法士にも広がる可能性は大きいものと思われます。

　さて、今後は限られた財源のなかで持続可能な医療・介護・福祉制度を構築し、将来的には医療と介護を一体化させることが目標とされています。そのための法律として「地域における医療及び介護の総合的な確保の促進に関する法律（平成元年6月30日）」が平成26年に最終改正されました[4]。地域包括ケアシステムのなかで、健康寿命を延ばすために予防を中心とした理学療法士の活動が模索されています。

3 造り変える力をこれからの理学療法に

　戦後、進んだ文明国は欧米諸国だとの意識を植え付けられたせいでしょうか、我々は西洋文化の輸入に懸命で、日本の文化に則して理学療法を体系化することを怠ってきた感があります。

　例えば、姿勢は体位と構えで一意に定義できるとします。体位は重力との関係であり、構えは体節間の位置関係です。ここで、体位の分類は伝統的に欧米のものを用いており、日本の文化に則したものではありません。彼らにとって膝立ち位は祈りの姿勢であり、重要な姿勢に位置付けられていますが、正座は膝立ち位の亜型とされています。体位の分類としては他にもいくつかの問題がありますが、日本人にとって多様な坐位の姿勢が重要であることは明らかですが、それに対する配慮はありません。日本文化においては多様な坐位にそれぞれ名を与え、精神的な意味をも含ませております。我々は日本人の生活のなかで育まれた伝統文化を大切にし、輸入物ではない自前の理学療法を提供できる土台を構築する必要があるのではないでしょうか[5]。

馬渕睦夫氏は日本人が多様な外来文化を土着化してきたことを、芥川龍之介の「神々の微笑」という短編小説から言葉を引用して、"造り変える力"に由来するとしています[6]。他国から学ぶことは重要ですが、それを日本の生活文化に合うように"造り変える"ことが必要なのであり、それを理学療法において十分に行えているのか自問自答してみなければなりません。

4 世界における役割——WCPT との関係、JICA

　先ほどは日本文化に根ざした理学療法を意識する時代が来たことを説明しました。その一方で国際貢献や、日本で育った理学療法技術を世界に伝えることも必要になるでしょう。WCPT は 1951 年に欧州を中心とした 11 ヶ国の理学療法士協会が設立した国際機関（非営利団体、Non-profit Organization：NPO）で、高度な理学療法教育・研究・業務の促進、情報交換の促進、各国および国際的組織との協力を目的としています。現在、106 ヶ国の教会が加盟し、5 つの地域に区分されています。新興工業国 BRICs（Brazil, Russia, India and China）のうち、民主主義国家であるブラジルとインドの有資格者の増加がめざましく、リハビリテーション医療の充実は国力と関係することがわかります。一方、アフリカや中南米では有資格者数が少ないのですが、養成レベルは大学であることが多

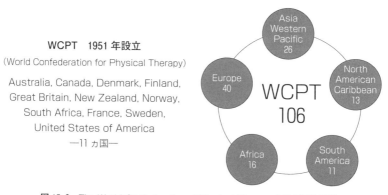

図 15-2. The World Confederation of Physical Therapy と地域別加盟数

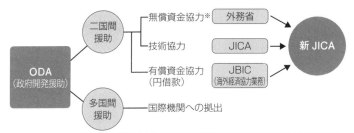

図 15-3. 国際協力機構の業務（JICA ホームページより引用）

く、さらに医療におけるマンパワーの不足を補うべく開業権が認められている率が高くなっています[7]。

　現在、日本理学療法士協会が最も大きな加盟団体であり、そのために拠出金も最も多く負担しています。本来であれば、それに比例して負担すべき責任も重くなるはずですが、歴史的経緯なども含めて、日本理学療法士協会の発言力が十分に強いとはいえないのが現状です。将来的に人材育成も含めて、国際会議の場で十分に活動できるよう準備を進める必要があります。

　一方、日本の理学療法士の国際協力については、多くが国際協力機構（Japan International Cooperation Agency, JICA）を通じて行われています。1974 年の設立から技術協力の分野を担っていたが、2003 年に独立行政法人として新しい組織に移行しました。また、2008 年には国際協力銀行の解散にともない有償資金協力も業務として加わり、政府開発援助（Official Development Assistance, ODA）の二国間援助を統括しています。これにより、資金援助と技術協力が一体化することになり、今後、さらに効果的な運営が期待されています。

　2012 年時点で理学療法士は 50 人が海外で技術協力しており、累計で 394 人が JICA を通して派遣されています。その他、マレーシアなどの東南アジアでは独自に活動している理学療法士もおり[8]、充実してきた日本の人材が今後は海外で活躍することも多くなると考えられます。

> 復習課題：どのような理学療法士になりたいのか、今時点の考えをまとめ
> てください。

【文献】

1) The World Confederation for Physical Therapy: Policy statement: description of physical therapy. 入手日 2016-3-8、入手先 http://www.wcpt.org/policy/ps-descriptionPT.
2) 厚生労働省老健局介護保険計画課．事務連絡（平成26年2月13日）地域における医療及び介護の総合的な確保を推進するための関係法律の整備等に関する法律案について．入手日 2016-3-8．入手先 http://www.roken.or.jp/wp/wp-content/uploads/2014/02/vol.355.pdf
3) 宮島俊彦：超高齢化社会を生き抜くために 地域包括ケアの展望．社会保険研究所. 2013.
4) 地域における医療及び介護の総合的な確保の促進に関する法律．入手日 2016-3-8. 入手先 http://law.e-gov.go.jp/htmldata/H01/H01HO064.html.
5) 藤澤宏幸：姿勢の定義と分類の再考．理学療法の歩み 24: 31-34, 2013.
6) 馬渕睦夫：いま本当に伝えたい 感動的な「日本」の力．総和社．2012.
7) 藤澤宏幸：理学療法士養成における教育制度の国際動向 2013．理学療法の歩み 25: 16-21, 2014.
8) 久野研二：マレーシアの障害者の生計と障害自助団体．森壮也編．障害者の貧困削減：開発途上国の障害者の生計 調査研究報告書．pp.205-226．アジア経済研究所．2008.

資料集（抜粋）

【資料1】砂原茂一：リハビリテーション．岩波新書．1980．

　第二次世界大戦前には医学的リハビリテーションとかリハビリテーション医学という明確な概念は存在しなかったわけだが、十九世紀まで水治療、マッサージ、運動療法などにばらばらに分かれていた分野をまとめて物理療法（Physiotherapy）と呼ぶことが今世紀初めからはじまった。イギリスではこの言葉は今日まで理学療法の意味で用いられているが、アメリカでは physical therapy（今日のアメリカではこの言葉を理学療法の意味で用いている）となり、1931年にイギリスで物理医学（physical medicine）という言葉がはじめて作られ、ようやく1940年代になって、これがアメリカでも用いられるようになったのである。
　一方、第二次大戦以前にも戦争による障害者はいろいろな機能回復のための治療を受けたわけだが、その時用いられた言葉は再建（reconstruction）、再調整（reconditioning）、再教育（reeducation）、回復期ケア（convalescent care）などというものがあって、再建という言葉がもっとも頻繁に用いられていた。そのうちリハビリテーションという言葉が次第に勢力をえてきて、戦後になってこの言葉に統一されるのである。それまではリハビリテーションという言葉はむしろ医学外の領域——社会事業関係や職業的リハビリテーション関係者を主として用いられていた。このような沿革を顧みただけでも、物理療法あるいは物理医学という医学的技術が第二次大戦後にリハビリテーションという思想と融合したというか、それに巡りあったというか、とにかく哲学を持つに至ったことが分る。そしてリハビリテーション医学という言葉は、ようやく1950年代になって次第に用いられはじめたのである。

【資料2】真壁伍郎：忘れられた女神、ヒュギエイア——医療は何をめざすのか．黒岩卓夫編．宗教学と医療．pp209-237．弘文堂．1991．

　医療は得てして、癒しをほどこす者の側からのみ考えられ、論じられようとする。主体と客体を分け、観察と理性で客体の動きを追うことは、科学がもっとも得意とし、技術的にも成果があがることと思われるからだ。
　キリスト教の登場は、癒す者と癒される者のこうした関係を相対化した。いや、相対化したというよりは、その関係性を逆転し、癒しを受ける人間が主体とされるようになったのである。「隣人を自分のように愛しなさい」（マルコによる福音書、十二、

三十一）という隣人愛がこの転換の鍵であった。
　その結果、ギリシャでは、医者の業（technê iatrikê）だった医術（ars medica）が、愛の業（technê agapêtike, ars caritiva）と呼ばれるようになり、医者も癒しに重きをおくよりは、憐れみ（misericordia）に重きをおくようになる。
　医療のみならず、ヨーロッパ文明の根幹となったといわれるこの大転換の背景は、端的にいえば、次のようなものであった。
　新約聖書、マタイによる福音書二十五章にこんな物語がしるされている。最後の審判の場面である。
　世の終わりがくると神は王として、栄光の座につく。そして、羊飼いが羊と山羊をわけるように、すべての国民をその地上の業に従って分ける。
そのとき、王は、神の国に入れられることになった人たちにいうのである。
　「さあ、お前たちのために用意されている国を受け継ぎなさい。お前たちは、わたしが飢えていたときに食べさせ、のどが渇いたときに飲ませ、旅をしていたときに宿を貸し、裸のときに着せ、病気のときに見舞い、牢にいたときに訪ねてくれたからだ」
　しかし、これを聞いた正しいとされた人たちは、そんなことは身に覚えのないことだと答える。すると、王である神は、いうのである。
　「わたしの兄弟であるこの最も小さい者の一人にしたのは、わたしにしてくれたことなのである」

　わたしたちがヨーロッパの医療や福祉施設を訪れると、この聖書の一節がその壁にしるされているのをよく目にする。
　すべては施す側からではなく、受ける側から見られていたのである。しかも、そのもっとも取るに足らない小さな者が、ほかならぬ神自身だったというのが、この物語の核心であった。
　こうして見知らぬ人（ホスペス、hospes）に、宿（ホスピティウム、hospitium）を提供し、親身になってその世話をすることから、ホスピタル（hospital）が誕生し、また、神に仕える業としての看護が生まれた。

【資料3】滝口仲秋：立てない・座れない・歩けなくなって……《生きる力とはなにか》．本の泉社．2008.

　30歳半ばに、10万人に一人か二人しか罹らない脊髄腫瘍という脊髄の病気になってしまいました。4回の大手術、24回の入院を繰り返しても、立つこと・座ること・歩くことができない体になってしまったのです。車いすに乗っている自分の姿を想像するたびに惨めさだけがおそってきました。他人にどう思われているか考えるとなおさらです。入院中のつらかったこと・悲しかったことを思い出しては、この世で自分ほど惨めな人間はいないとため息ばかり出ました。そして希望・覇気さらに正気まで亡くなり、自宅の電動ベッドの生活が中心となりました。
　私は5回目の手術をしても現代医学では良くなりません。だから手術は、絶対、希望しません。リハビリテーション行きを諦めました。マッサージ・鍼・灸の治療も諦めました。残された手段は腕力の向上しかありません。車軸が折れるほど、車いすの使用頻度を増やそうとしました。使用頻度を最大限にしたのは、自分が知らない場所に独りで出かけた時でした。知人に会うのが厭でした。思い切り外気を頬に当てたかった。成功の確かでない心に取り付かれたかった。立てない・座れない・歩けない人間にも、冒険家のはしくれになる資格があったのです。「自分の人生を自分の意志で作り上げ実行しよう」と強い信念を持つことにしました。自分の意志を先行すると、行く先々バリアにぶつかりました。そんな時は周囲の人たちの援助がありました。人のぬくもりを肌で感じるようになりました。人間独りでは生きられないことに気づきました。《行く先々、バリアがあるから楽しい》という言葉が生まれました。そんな体験を重ねてゆくうちに、車いすに乗っていることを忘れました。
　立ち直るまでの過程は、症状、性格、人間性、環境などを考えると、人それぞれ異なります。一実践者の試みと思ってお読みくださることをお勧めします。

――――――――――――――――――――――――――――――

【資料4】キュルケゴール：死に至る病，1849.

「絶望は死に至る病である」
　『死に至る病』というこの概念は特別の意義のものと考えなければならない。普通にはそれはその終局と結末とが死であるような病の謂（い）である。そこでひとは致命的な病のことを死に至る病と呼んでいる。こういう意味では絶望は決して死に至

る病とは呼ばれえない。それにキリスト教の立場からすれば、死とはそれ自身生への移行である。その限りキリスト的な肉体的な意味での死に至る病などは全然考えられえない。むろん死が病の終局に立っているにはちがいないが、しかしその死が最後のものではない。死に至る病ということが最も厳密な意味で語られるべきであるとすれば、それは、そこにおいては終局が死であり死が終局であるような病でなければならない。そしてまさにこのものが絶望にほかならない。

【資料5】神谷美恵子：生きがいについて．みすず書房．1980．

　ほんとうに生きている、という感じをもつためには、生の流れはあまりになめらかであるよりはそこに多少の抵抗感が必要であった。したがって生きるのに努力を要する時間、生きるのが苦しい時間のほうがかえって生存充実感を強めることが少なくない。ただしその際、時間は未来にむかって開かれていなくてはならない。いいかえれば、ひとは自分が何かにむかって前進していると感じられるときにのみ、その努力や苦しみをも目標への道程として、生命の発展の感じとしてうけとめるのである。
　生きがい感というものは、そぼくな形では生命の基礎そのものに密着しているので、せいぜい生きるよろこび、または「生存充実感」としてしか意識されない。デュマのいうように、ひとの生活が自然な形で営まれているときには、一種の自動性をおびていて意識にのぼらない傾向があるからであろう。したがって「あなたは何を生きがいにしていますか」とたずねても即座に返事のできないひとが多い。或る調査用紙にこの質問をいれておいたところ、「この問いをみてギョッとした」という感想を述べた主婦もいる。
　人間が最も生きがいを感じるのは、自分がしたいと思うことと義務とが一致したときだと思われるが、それはとりもなおさず右の第一問と第二問の内容が一致した場合であろう。しかしもちろんこれは必ずしも一致しない。生活のための職業のほかに、ほんとうにやりたい仕事を持っている男のひととか、主婦業以外にぜひやりたいことを持っている女のひとの場合などである。その両立が困難になれば第三問にも良心が責められ、うっかりすると神経症になる者や、反応性うつ病や自殺にいたる例さえある。精神医学の臨床上、重要な問題である。
　もし生きがい感というものが以上のようなものであるとすれば、どういうひとが

一ばん生きがいを感じる人種であろうか。自己の生存目標をはっきりと自覚し、自分の生きている必要を確信し、その目標にむかって全力をそそいであるいているひと——いいかえれば使命感に生きるひとではないだろうか。

【資料6】 エーリッヒ・フロム：生きるということ（To have or to be）．1978.

　持つこと対あることの選択は、常識に訴えるものではない。持つことはだれが見ても、私たちの生活の正常な機能だろう。生きるためには物を持たなければならないのだから。そのうえ、物を楽しむためには物を持たなければならない。持つこと——それもますます多く持つこと——を至高の目的とし、或る人物について「百万ドルの値打ちがある」という言い方が許される文化において、どうして持つこととあることの間の選択などありえようか。それどころか、あることの本質そのものは持つことなのであって、もし人間が何も持たなければその人は何ものでもありはしない、と思われることだろう。

　しかし、偉大な〈人生の教師たち〉は、持つこととあることとの間の選択を、彼らのそれぞれの体系の中心的な問題としてきた。仏陀は、人間の発達の最高段階に到達するためには所有を渇望してはならないと教える。イエスは教える。「自分の生命を救おうと思う者は、それを失うであろう。しかし私のために自分の生命を失う者は、それを救うであろう。たとえ全世界を得ようとも、自分を失い、自分を損するならば、何の益があろうか」（ルカ伝9・24-25）。マイスター・エックハルトは、何も持たず自分を開き〈空虚〉とすること、自分の自我にじゃまされないことが、精神的富と力を達成するための条件であると教えた。マルクスはぜいたくが貧乏に劣らず悪であること、そして私たちの目的は多くあることでなければならず、多く持つことであってはならないと教えた。（私がここで言及しているのはラディカル・ヒューマニストとしての真のマルクスであった、ソビエトの共産主義が描き出している俗悪なにせものではない。）

　長年にわたって私はこの区別を深く心に刻みつけ、その経験的な基礎を求めて、精神的な方法による個人および集団の具体的な研究を行ってきた。私の見たものは私を次のような結論に導いた。すなわち、この区別は生命への愛と死せるものへの愛との区別とともに、存在の最も重大な問題としての意味を持つこと、そして経験的、人類学的、精神分析的データは、持つこととあることとは二つの基本的な存在様式

であって、そのそれぞれの強さが個人の性格やいろいろな型の社会的性格の間の違いを決定する、ということを明らかにする傾向をもつということ。

【資料7】アラン：幸福論．岩波文庫．1998．

楽観主義
　とりわけ、人間自身がつくり出した秩序においては、信頼というものが事実の一部分をなすので、もしぼくが自分に対する信頼を考慮しないとすれば、大変な計算まちがいをすることになる。自分が倒れると思うと、ぼくは本当に何もできない。自分の期待に裏切られる。そのことによく注意しなければならない。良い天気をつくり出すのも、嵐をつくり出すのもぼく自身なのだ。まず自分の中に、また自分のまわりに、そして人間の世界のなかに。なぜなら、絶望は、希望ととともに、雲の形が変わるよりも早く、人から人へと伝染して行くものだから。ぼくが信頼すれば、彼は誠実となる。ぼくがあらかじめ非難するなら、彼もぼくのものを盗みとるようになる。彼らはみんな、ぼくがやった通りの貨幣で返ってくるのだ。それからこんなことも考えたまえ。希望は、平和や正義みたいに、望みさえすれば実現できるほどのものの上に築かれているのだから、これを保持するにも意志に頼るしかないのだということを。それに対し、絶望は、どっしりと構え、絶望しているというただそれだけの力でひとりでに強められていく。こうして、どう考えたら、宗教のなかで失われているが、救わねばならないものを救うことができるか、わかるであろう。すなわち美しき希望である。

【資料8】三木清：人生論ノート．新潮文庫．1954．

幸福について
　幸福は徳に反するものではなく、むしろ幸福そのものが徳である。もちろん、他人の幸福について考えねばならぬというのは正しい。しかし我々は我々の愛する者に対して、自分が幸福であることよりなお以上の善いことを為し得るであろうか。
　愛するもののために死んだ故に彼等は幸福であったのではなく、反対に、彼等は幸福であった故に愛するもののために死ぬ力を有したのである。日常の小さな仕事から、喜んで自分を犠牲にするというに至るまで、あらゆる事柄において、幸福

は力である。徳が力であるということは幸福の何よりもよく示すところである。

　幸福は人格である。ひとが外套を脱ぎ捨てるように、いつでも気楽にほかの幸せを脱ぎ捨てることのできる者が最も幸福な人である。しかし真の幸福は、彼はこれを捨て去らないし、捨てることもできない。彼の幸福は彼の生命と同じように彼自身と一つのものである。この幸福をもって彼はあらゆる困難と闘うのである。幸福を武器として闘う者ののみが斃れてもなお幸福である。
　機嫌がよいこと、丁寧なこと、親切なこと、寛大なこと　等々　幸福はつねに外に現れる。歌わぬ詩人というものは真の詩人でない如く、単に内面的であるというような幸福は真の幸福ではないであろう。幸福は表現的なものである。鳥の歌うが如くおのずから外に現れて他の人を幸福にするものが真の幸福なのである。

　──────────────────────
【資料9】ショーペンハウアー：幸福について──人生論──．新潮文庫．1958．

訓話と金言　十七
　「生命は運動にある」とアリストテレースは言っているが、明らかにそのとおりである。したがって、肉体的な生命が、もっぱら不断の運動をその本質とし、不断の運動によってのみ存立すると同様に、内面的・精神的な生命も絶えず仕事を求めている。行為か思考かによって何か或る仕事に従事することを求めている。することがなくてぼんやりしているときに、手かあるいは何か道具でこつこつ叩くような動作をするのも、その一つの証拠である。つまり、われわれの生活は本質的に休むことを知らない生活なのだ。だから少しも活動をせずにいれば、何よりも恐ろしい退屈に見舞われ、じきにとても我慢ができなくなる。ところで、こうした衝動を系統的に満足させ、したがって多少ともましな満足のさせ方をするために、衝動を調整するがよい。だから活動ということ、すなわち何かするということ、できることなら何か仕上げること、せめて何か覚えるということは、人間の幸福には欠くことができない。人間の能力は使用されることを求めてやまず、人間は使用の成果を何らかの形で見たがるものである。けれどもこの点で最大の満足が得られるのは何か仕上げること、作ることである。籠を編むもよし、書物を著すのもよい。特に一つの労作が自分の手で日に日に成長し、やがて完成するのをみるということからは、直接的に幸福が与えられる。こうした働きをもつものは芸術作品とか著述とかである。

いや普通一般の手工芸でさえ、こうした働きをもっている。とはいえ労作が高級であればあるほど、享楽も高尚であるということはいうまでもない。重要な、偉大な、まとまった労作を生み出すだけの能力を自覚した才能豊かな人は、この点からみて、いちばん幸福である。

　土を掘るのがもぐらもちの欲求であるのと同様に、身を粉にして抵抗と闘うのが人間の欲求である。固定不変の享楽の絶対自足感に伴う停滞は、人間には耐えられない。行動するときに見られるような物質的な障害であろうと、学習や研究の場合に見られるような精神的な障害であろうと、障害を乗り越えることが、生活を全幅的に享楽することになるのだ。障害と闘って勝つことが、人間を幸福にするのだ。こうした機会に恵まれなければ、できるだけの方法を講じて機会を作りだすのである。個性の赴（おもむ）くところに従って、狩りをしたり、拳球（けんだま）遊びをしたり、あるいは本性の無意識な動きに操（あやつ）られて喧嘩（けんか）を売ったり、陰謀をたくらんだり、詐欺、その他いろいろの悪事に手を出したりするが、これはみな要するに平穏の状態に耐えきれないで、これにけりをつけようというのである。「閑暇（かんか）に憩（いこ）うのはむつかしい」ことである。

【資料10】 山折哲雄：近代日本人の宗教意識．岩波書店．1996．

　昨年は、オウム真理教の事件とともにこの日本列島は阪神・淡路の大震災に見舞われた。そのとき、私がまっさきに思い出したのが寺田寅彦のことであり、かれの「天災は忘れたころにやってくる」という言葉であった。それはかれの地震学者としての研究の蓄積の中から生み出された言葉だった。その寺田寅彦が1935年（昭和10年）に、「日本人の自然観」というやや長めのエッセイを書いている。これはその前年に書かれた「天災と国防」というのにくらべて、世間の注目をあまり集めなかった文章である。だがそこに展開されている議論は、前者よりもはるかに重要な問題にふれているのである。

　そのエッセイでかれがいっている第一のことは、西欧の自然は比較的安定しているのにたいして、日本の自然はきわめて不安定で、しばしば予測のつかない脅威をひきおこすということだった。その脅威の典型が地震、津波、台風であるという。

　そのような経験の中から、自然の前で従順に生きる知恵が生まれ、自然を師として学ぶ謙虚な態度が生まれ育っていった。それだけではない。日本の科学もまた、自然に反逆することを断念し、自然に順応するための経験的な知識を蓄積することで

形成された。

　数限りない地震や風水による災害が「天然の無常」観を生みだし、その無常観を通して山や川や木に「神」や「人」が宿るという感覚が植えつけられるようになった。ここで寅彦がとくに、山や川や木に「神」とともに「人」が宿るといっているのは、おそらく、人は死んで自然のふところに帰り、やがて時を経て「神」になるという古代人の信仰を念頭においていたからにちがいない。その「人」や「神」はむろん論理的に検証された存在などではないであろう。それは自然そのものの前にひざまずく人間たちによって感受されるなにものかであった。なぜなら神や人はわれわれの生活をとり巻く自然風土のいたるところに姿を隠したまま融けこんでいるものであり、いわば自然そのものの中に血肉化しているものと感じられてきたからである。そしてそのような無常感覚が、寺田寅彦によれば「遠い遠い祖先からの遺伝的記憶となって五臓六腑にしみ渡っている」ということになるのではないだろうか。

───────────────────────

【資料11】ルース・ベネディクト（長谷川松治訳）：菊と刀．社会思想社．1972.

　日本人のよく言う言葉に「義理ほどつらいものはない」というのがある。人は「義務」を返済せねばならないと同様に、「義理」を返済せねばならない。しかしながら、「義理」は「義務」とは類を異にする一連の義務である。これに相当する言葉は英語には全く見当たらない。

　「義理」の規則は、厳密に、どうしても果たさなければならない返済の規則である。それはモーセの十戒のような一連の道徳的規則ではない。「義理」に強いられた時には、場合によっては、自分の正義感を無視せねばならぬこともあるというふうに考えられる。日本人はしばしば、「私は義理のために、正義を行うことができなかった」と言う。また、「義理」の規則は、隣人を自分と同じように愛するということとも、何の関係ももたない。日本人は、人が真心から自発的に寛大な行為をすることを要求しない。彼らは、人が「義理」を果たさなければならないのは、「もしそうしなければ、人びとから『義理を知らぬ人間』と呼ばれ、世人の前で恥をかくことになるからである」と、言う。「義理」にどうしても従わなければならないのは、世間の取沙汰が恐ろしいからである。事実、「世間に対する義理」はしばしば英語では 'conformity to public opinion'（世論に従うこと）と訳される。また、辞書には、「世間への義理だ

からいたし方がない」が、'people will not accept any other course of action'（世人はこれ以外のやり方を承認しないであろう）と訳される。

【資料12】新渡戸稲造（矢内原忠雄訳）：武士道．岩波文庫．1938.

　武士道はその表徴たる桜花と同じく、日本に固有の花である。それは古代の徳が乾（ひ）からびた標本となって、我が国の歴史の腊葉集（さくよう）中に保存せられているのではない。それは今なお我々の間における力と美の活（い）ける対象である。それはなんら手に触れうべき形態を取らないけれども、それにかかわらず道徳的雰囲気を香らせ、我々をして今なおその力強き支配のもとにあるを自覚せしめる。それを生みかつ育てた社会状態は消え失せて既に久しい。しかし、昔にあって今はあらざる遠き星がなお我々の上にその光を投げているように、封建制度の子たる武士道の光はその母たる制度の死にし後にも生き残って、今なお我々の道徳の道を照らしている。ヨーロッパにおいてこれに姉妹たる騎士道が死して顧（かえり）みられざりし時、ひとりパークはその棺の上にかの周知の感動すべき賛辞を発した。いま彼れパークの国語（英語）をもってこの問題について考察を述べることは、私の愉快とするところである。

　義は武士の掟（おきて）中最も厳格なる教訓である。武士にとって卑劣なる行動、曲りたる振る舞いほど忌むべきものはない。

　義理という文字は「正義の道理」の意味であるが、時をふるに従い、世論が履行（りこう）を期待する漠然たる義務の感を意味するようになったのである。その本来の純なる意味においては、義理は単純明瞭なる義務を意味した――したがって我々は両親、目上（めうえ）の者、目下（めした）の者、一般社会、等々に負う義理ということを言うのである。これらの場合において義理は義務である。何となれば義務とは「正義の道理」が我々になすことを要求し、かつ命令するところ以外の何ものでもないのではないか。「正義の道理」は我々の絶対命令であるべきではないか。

【資料13】夏目漱石：私の個人主義．夏目漱石全集第十六巻．岩波書店．1995.

　御存知の通り、英吉利（イギリス）という国は大変自由を尊ぶ国であります。それ程自由を愛

する国でありながら、また英吉利ほど秩序の調った国はありません。実をいふと私は英吉利を好かないのです。嫌いではあるが事実だから仕方なしに申し上げます。あれ程自由でさうしてあれほど秩序の行き届いた国は恐らく世界中にないでせう。日本などは到底比較にもなりません。然し彼等はただ自由なのではありません。自分の自由を愛するとともに他の自由を尊敬するやうに、小供の時分から社会的教育をちゃんと受けているのです。だから、彼等の自由の背後には屹度義務という観念が伴っています。England expects every man to do his duty. といった有名なネルソンの言葉は決して当座限りの意味のものではないのです。彼等の自由と表裏して発達して来た深い根柢をもった思想に違いないのです。

　それで私は何も英国を手本にするといふ意味ではないのですけれども、要するに義務心を持っていない自由は本当の自由ではないと考えます。と云ふものは、さうした我儘な自由は決して社会に存在し得ないからであります。よし存在してもすぐ他から排斥され踏み潰されるに極っているからです。私は貴方がたが自由にあらん事を切望するものであります。同時に貴方がたが義務というものを納得せられん事を願って已まないのであります。斯ういふ意味に於て、私は個人主義だと公言して憚らない積です。

■■────────────────────────■■

【資料14】　　梅棹忠夫：知的生産の技術. 岩波新書. 1969.

　いまの学校という制度は、学問や芸ごとをまなぶには、かならずしも適当な施設とはいいにくい。今日、学校においては、先生がおしえすぎるのである。親切に、あまりにも親切に、なんでもかんでも、おしえてしまうのである。そこで学生は、おしえてもらうことになれて、みずからまなぶことをしらない、ということになってしまう。

　学校では、ものごとをおしえすぎるといった。それとまったく矛盾するようだが、いっぽうでは、学校というものは、ひどく「おしえおしみ」をするところでもある。ある点では、本当におしえてもらいたいことを、ちっともおしえてくれないのである。
　どういうことをおしえすぎて、どういう点をおしえおしみするか。かんたんにいえば、知識はおしえるけれど、知識の獲得のしかたは、あまりおしえてくれないの

である。そのことは、中学・高校ばかりか、残念ながら学問の府であるところの大学においても、おなじである。しばしば、「大学は学問をおしえるところではない。学問のしかたをおしえるところだ」ということがいわれる。しかし、じっさいはやはり、大学においても、学問の方法をおしえるよりも、学問の成果をおしえるほうに熱心である。

【資料15】サミュエル・スマイルズ（竹内均訳）：自助論．三笠書房．1858．

「最良の教育とは、人が自分自身に与える教育である」
　ウォルター・スコットはこう語ったが、学問や芸術の分野で偉業を成した人間には、確かにこの言葉が当てはまる。
　学校教育は、真の教育のほんの手始めにすぎず、精神を鍛え勉強の習慣をつけるという意味でのみ価値がある。他人から押しつけられた教育は、自分で熱心に努力して得たものほど身につかない。自らの汗と涙で勝ち取った知識だけが、完全に自分の所有物となるのだ。
　自分自身が勉強すれば、その内容についての印象はいつまでも鮮明に残る。人から与えられた不十分な情報とは違って脳裏にはっきりと刻みこまれる。このような自己修養は、同時に学問への情熱を呼び起こし、それを強める。一つの問題を解けば、それが次の問題を征服する励みとなり、知識はしだいに実際の用を足すものに変わる。
　要するに、能動的に学ぶ姿勢が肝心だ。いかにすぐれた書物や教師にめぐりあおうと、丸暗記の授業をどれだけ続けようと、このような自己修養の姿勢が不要になることはない。
　いつの時代も、最良の教師たちは自己修養の重要性を真っ先に認め、自力で知識を修得するよう学生たちを励ましてきた。「授業」よりも「訓練」に重きを置き、学生が自ら進んでその学問に打ちこめるようにしむけた。このような方法は、知識のわずかな断片を一方的にたたきこむ授業では及びもつかないほどの効果を上げる。

【資料16】寺田寅彦：科学者とあたま．寺田寅彦随筆集4．岩波文庫．1948．

　私に親しいある老科学者が、ある日私に次のようなことを語って聞かせた。
　「科学者になるには『あたま』がよくなくてはいけない。」これは普通、世人の口

にする一つの命題である。これはある意味で本当だと思われる。しかし、一方でまた「科学者はあたまが悪くなくてはいけない」という命題も、或る意味ではやはり本当である。そうしてこの後の方の命題は、それを指摘し解説する人が比較的に少数である。

　論理の連鎖のただ一つの環をも取り失わないように、また混乱の中に部分と全体との関係性を見失わないようにするためには、正確でかつ緻密な頭脳を要する。紛糾した可能性の岐路に立ったとき、取るべき道を誤らないためには、前途を見透す内察と直感の力をもたなければならない。すなわち、この意味ではたしかに科学者は「あたま」がよくなくてはならないのである。
　しかしまた、普通にいわゆる常識的にわかりきったと思われることで、そうして、普通の意味でいわゆるあたまの悪い人にでも容易にわかったと思われるような尋常茶飯事の中に、何かしらの不可解な疑点を認め、そうしてその闡明に苦吟するということが、単なる科学教育者にはとにかく、普通の頭の悪い人よりも、もっともっとものわかりの悪い、のみこみの悪い田舎者であり、ぼくねんじんでなければならない。

　頭のいい人は見通しがきくだけに、あらゆる道すじの前途が見渡される。少なくとも自分でそういう気がする。そのためにややもすると前進する勇気を沮喪しやすい。頭の悪い人は前途に霧がかかっているために楽観的である。そうして難関に出あっても、存外どうにかしてそれを切り抜けて行く。どうにも抜けられない難関というのはきわめてまれだからである。

　頭の悪い人は、頭のいい人が考えて、はじめからだめにきまっているような試みを、一生懸命につづけている。やっと、それがだめだとわかるころには、しかしたいていの何かしらだめでない他のものの糸口を取り上げている。そうしてそれは、そのはじめからだめな試みをあえてしなかった人には、決して手に触れる機会のないような糸口である場合も少なくない。自然は書卓の前で手を束ねて空中に画を描いている人からは逃げ出して、自然のまんなかへ赤裸で飛び込んでくる人にのみ、その神秘の扉を開いて見せるからである。

【資料17】クロード・ベルナール（生理学者）：実験医学序説．1865.

　我々は決して自然現象の本質を捉えることはできない。そのデテルミニスムを捉えるだけである。

　生物においても無生物におけると同様に法則は確固不動である。またこれらの法則が支配する現象は、必然的絶対デテルミニスムによって、その存在条件に結びついている。私はこの場合デテルミニスムという言葉の方が宿命論という言葉よりも——この言葉もまた、同じ思想を表すために時に用いられているが——適当であると信じて用いている。

　たとえば、一酸化炭素は酸素よりもはるかにはげしく赤血球を結合して人を殺すことを生理学上で我々が証明すれば、それでもって一酸化炭素による死の原因について我々の知り得るすべてを知ったと言ってもよい。酸素は一酸化炭素と赤血球との結合を破ることができないから、体内に入り込むことができないのである。しかしながら、何故に一酸化炭素は酸素よりも赤血球に対して強い親和力をもっているのだろうか、などと考えてくると、我々の知識の現状では、まさに認識の限界にあると言わねばならない。

　　＊デテルミニスム：現象相互関係、現象と現象との間の関係

【資料18】多田富雄（免疫学者）：診療報酬改定　リハビリ中止は死の宣告．朝日新聞2006年4月8日朝刊「私の視点　ウィークエンド」

　私は脳梗塞の後遺症で、重症の右半身まひに言語障害、嚥下障害などで物も満足に食べられない。もう四年になるが、リハビリを続けたお陰で、何とか左手だけでパソコンを打ち、人間らしい文筆生活を送っている。
　ところがこの三月末、突然医師から今回の診療報酬改定で、医療保険の対象としては一部の疾患を除いて障害者のリハビリが発症後180日を上限として、実施できなくなったと宣告された。私は当然リハビリを受けることができないことになる。

私はその病院で言語治療を受けている。こちらはもっと深刻だ。構音障害が運動まひより回復が遅いことは、医師なら誰でも知っている。一年たってやっと少し声がでるようになる。180日で打ち切られれば、一生話せなくなってしまう。口蓋裂の子供などにはもっと残酷である。この子らを半年で放り出すのは、一生しゃべるなというようなものだ。言語障害者のグループ指導などできなくなる。

　身体機能の維持は、寝たきり老人を防ぎ、医療費を抑制する予防医学にもなっている。医療費の抑制を目的とするなら逆行した措置である。それとも、障害者の権利を削って医療費を稼ぐというなら、障害者のためのスペースを商業施設に流用した東横インよりも悪質である。

　何よりも、リハビリに対する考え方が間違っている。リハビリは単なる機能回復ではない。社会復帰を含めた、人間の尊厳の回復である。話すことも直立二足歩行も基本的人権に属する。それを奪う改定は、人間の尊厳を踏みにじることになる。そのことに気づいて欲しい。

　今回の改定によって、何人の患者が社会から脱落し、尊厳を失い、命を落とすことになるか。そして、一番弱い障害者に「死ね」といわんばかりの制度をつくる国が、どうして「福祉国家」といえるのであろうか。

──────────────────────────────

【資料19】 司馬遼太郎：二十一世紀に生きる君たちへ．十六の話．pp.303-310，中央公論社．1993．

　君たちは、いつの時代でもそうであったように、自己を確立せねばならない。──自分にきびしく、相手にはやさしく、と言う自己を。そして、すなおでかしこい自己を。二十一世紀においては、特にそのことが重要である。二十一世紀にあっては、科学と技術がもっと発達するであろう。科学・技術が、こう水のように人間をのみこんでしまってはならない。川の水を正しく流すように、君たちのしっかりした自己が科学と技術を支配し、よい方向に持っていってほしいのである。右において、私は「自己」ということをしきりに言った。自己といっても自己中心におちいってはならない。人間は助け合って生きているのである。私は、人という文字を見るとき、しばしば感動する。ななめの画がたがいに支え合って、構成されているのである。そのことでも分かるように、人間は、社会をつくって生きている。社会とは、支えあう仕組みということである。原始時代の社会は小さかった。家族を中心とした社会

だった。それがしだいに大きな社会になり、今は、国家と世界という社会をつくり、たがいに助けあいながら生きているのである。自然物としての人間は、決して孤立して生きられるようにはつくられていない。
　このため、助け合う、ということが、人間にとって、大きな道徳になっている。助け合うという気持ちや行動のもとのもとは、いたわりという感情である。他人の痛みを感じとることと言ってもいい。やさしさと言いかえてもいい。「いたわり」「他人の痛みを感じること」「やさしさ」みな似たような言葉である。この三つの言葉は、もともと一つの根から出ているのである。根といっても、本能ではない。だから、私たちは訓練をしてそれを身につけねばならないのである。その訓練とは簡単なことである。例えば、友達がころぶ。ああ痛かったろうな、と感じる気持ちを、そのつど自分の中でつくりあげていきさえすればよい。この根っこの感情が、自己の中でしっかり根づいていけば、他民族へのいたわりという気持ちもわき出てくる。君たちさえ、そういう自己をつくっていけば、二十一世紀は人類が仲よしでくらせる時代になるにちがいない。
　鎌倉時代の武士たちは、「たのもしさ」ということを、たいせつにしてきた。人間は、いつの時代でもたのもしい人格を持たねばならない。人間というのは、男女とも、たのもしくない人格にみりょくを感じないのである。もう一度くり返そう。さきに私は自己を確立せよ、と言った。自分にきびしく、相手にはやさしく、とも言った。いたわりという言葉も使った。それらを訓練せよ、とも言った。それらを訓練することで、自己が確立されてゆくのである。そして、"たのもしい君たち"になってゆくのである。

関連法規(抜粋)

◆医師法（昭和二十三年七月三十日法律第二百一号）
最終改正：平成二六年六月一三日法律第六九号

　　　第一章　総則

第一条　医師は、医療及び保健指導を掌ることによつて公衆衛生の向上及び増進に寄与し、もつて国民の健康な生活を確保するものとする。

　　　第二章　免許

第二条　医師になろうとする者は、医師国家試験に合格し、厚生労働大臣の免許を受けなければならない。

第三条　未成年者、成年被後見人又は被保佐人には、免許を与えない。

第四条　次の各号のいずれかに該当する者には、免許を与えないことがある。
一　心身の障害により医師の業務を適正に行うことができない者として厚生労働省令で定めるもの
二　麻薬、大麻又はあへんの中毒者
三　罰金以上の刑に処せられた者
四　前号に該当する者を除くほか、医事に関し犯罪又は不正の行為のあつた者

第五条　厚生労働省に医籍を備え、登録年月日、第七条第一項又は第二項の規定による処分に関する事項その他の医師免許に関する事項を登録する。

　　　第四章　業務

第十七条　医師でなければ、医業をなしてはならない。

第十八条　医師でなければ、医師又はこれに紛らわしい名称を用いてはならない。

第十九条　診療に従事する医師は、診察治療の求があつた場合には、正当な事由がなければ、これを拒んではならない。
2　診察若しくは検案をし、又は出産に立ち会つた医師は、診断書若しくは検案書又は出生証明書若しくは死産証書の交付の求があつた場合には、正当の事由がなければ、これを拒んではならない。

第二十条　医師は、自ら診察しないで治療をし、若しくは診断書若しくは処方せんを交付し、自ら出産に立ち会わないで出生証明書若しくは死産証書を交付し、又は自ら検案をしないで検案書を交付してはならない。但し、診療中の患者が受診後二十四時間以内に死亡した場合に交付する死亡診断書については、この限りでない。

第二十一条　医師は、死体又は妊娠四月以上の死産児を検案して異状があると認めたときは、二十四時間以内に所轄警察署に届け出なければならない。

第二十二条　医師は、患者に対し治療上薬剤を調剤して投与する必要があると認めた場合には、患者又は現にその看護に当つている者に対して処方せんを交付しなければならない。ただし、患者又は現にその看護に当つている者が処方せんの交付を必要としない旨を申し出た場合及び次の各号の一に該当する場合においては、この限りでない。
一　暗示的効果を期待する場合において、処方せんを交付することがその目的の達成を妨げるおそれがある場合
二　処方せんを交付することが診療又は疾病の予後について患者に不安を与え、その疾病の治療を困難にするおそれがある場合
三　病状の短時間ごとの変化に即応して薬剤を投与する場合
四　診断又は治療方法の決定していない場合
五　治療上必要な応急の措置として薬剤を投与する場合
六　安静を要する患者以外に薬剤の交付を受けることができる者がいない場合
七　覚せい剤を投与する場合
八　薬剤師が乗り組んでいない船舶内において薬剤を投与する場合

第二十三条　医師は、診療をしたときは、本人又はその保護者に対し、療養の方法

その他保健の向上に必要な事項の指導をしなければならない。

第二十四条　医師は、診療をしたときは、遅滞なく診療に関する事項を診療録に記載しなければならない。
2　前項の診療録であつて、病院又は診療所に勤務する医師のした診療に関するものは、その病院又は診療所の管理者において、その他の診療に関するものは、その医師において、五年間これを保存しなければならない。

第二十四条の二　厚生労働大臣は、公衆衛生上重大な危害を生ずる虞がある場合において、その危害を防止するため特に必要があると認めるときは、医師に対して、医療又は保健指導に関し必要な指示をすることができる。
2　厚生労働大臣は、前項の規定による指示をするに当つては、あらかじめ、医道審議会の意見を聴かなければならない。

◆保健師助産師看護師法（昭和二十三年七月三十日法律第二百三号）
最終改正：平成二六年六月二五日法律第八三号

　　　第一章　総則

第一条　この法律は、保健師、助産師及び看護師の資質を向上し、もつて医療及び公衆衛生の普及向上を図ることを目的とする。

第二条　この法律において「保健師」とは、厚生労働大臣の免許を受けて、保健師の名称を用いて、保健指導に従事することを業とする者をいう。

第三条　この法律において「助産師」とは、厚生労働大臣の免許を受けて、助産又は妊婦、じよく婦若しくは新生児の保健指導を行うことを業とする女子をいう。

第四条　削除

第五条　この法律において「看護師」とは、厚生労働大臣の免許を受けて、傷病者若しくはじよく婦に対する療養上の世話又は診療の補助を行うことを業とする者をいう。

第六条　この法律において「准看護師」とは、都道府県知事の免許を受けて、医師、歯科医師又は看護師の指示を受けて、前条に規定することを行うことを業とする者をいう。

第四章　業務

第二十九条　保健師でない者は、保健師又はこれに類似する名称を用いて、第二条に規定する業をしてはならない。

第三十条　助産師でない者は、第三条に規定する業をしてはならない。ただし、医師法（昭和二十三年法律第二百一号）の規定に基づいて行う場合は、この限りでない。

第三十一条　看護師でない者は、第五条に規定する業をしてはならない。ただし、医師法又は歯科医師法（昭和二十三年法律第二百二号）の規定に基づいて行う場合は、この限りでない。

2　保健師及び助産師は、前項の規定にかかわらず、第五条に規定する業を行うことができる。

第三十二条　准看護師でない者は、第六条に規定する業をしてはならない。ただし、医師法又は歯科医師法の規定に基づいて行う場合は、この限りでない。

◆理学療法士及び作業療法士法（昭和四十年六月二十九日法律第百三十七号）

最終改正：平成二六年六月四日法律第五一号

第一章　総則

（この法律の目的）

第一条　この法律は、理学療法士及び作業療法士の資格を定めるとともに、その業

務が、適正に運用されるように規律し、もつて医療の普及及び向上に寄与することを目的とする。

（定義）
第二条　この法律で「理学療法」とは、身体に障害のある者に対し、主としてその基本的動作能力の回復を図るため、治療体操その他の運動を行なわせ、及び電気刺激、マッサージ、温熱その他の物理的手段を加えることをいう。
2　この法律で「作業療法」とは、身体又は精神に障害のある者に対し、主としてその応用的動作能力又は社会的適応能力の回復を図るため、手芸、工作その他の作業を行なわせることをいう。
3　この法律で「理学療法士」とは、厚生労働大臣の免許を受けて、理学療法士の名称を用いて、医師の指示の下に、理学療法を行なうことを業とする者をいう。
4　この法律で「作業療法士」とは、厚生労働大臣の免許を受けて、作業療法士の名称を用いて、医師の指示の下に、作業療法を行なうことを業とする者をいう。

　　　第二章　免許

（免許）
第三条　理学療法士又は作業療法士になろうとする者は、理学療法士国家試験又は作業療法士国家試験に合格し、厚生労働大臣の免許（以下「免許」という。）を受けなければならない。

（欠格事由）
第四条　次の各号のいずれかに該当する者には、免許を与えないことがある。
一　罰金以上の刑に処せられた者
二　前号に該当する者を除くほか、理学療法士又は作業療法士の業務に関し犯罪又は不正の行為があつた者
三　心身の障害により理学療法士又は作業療法士の業務を適正に行うことができない者として厚生労働省令で定めるもの
四　麻薬、大麻又はあへんの中毒者

（理学療法士名簿及び作業療法士名簿）
第五条　厚生労働省に理学療法士名簿及び作業療法士名簿を備え、免許に関する事項を登録する。

（登録及び免許証の交付）
第六条　免許は、理学療法士国家試験又は作業療法士国家試験に合格した者の申請により、理学療法士名簿又は作業療法士名簿に登録することによつて行う。
2　厚生労働大臣は、免許を与えたときは、理学療法士免許証又は作業療法士免許証を交付する。

（意見の聴取）
第六条の二　厚生労働大臣は、免許を申請した者について、第四条第三号に掲げる者に該当すると認め、同条の規定により免許を与えないこととするときは、あらかじめ、当該申請者にその旨を通知し、その求めがあつたときは、厚生労働大臣の指定する職員にその意見を聴取させなければならない。

（免許の取消し等）
第七条　理学療法士又は作業療法士が、第四条各号のいずれかに該当するに至つたときは、厚生労働大臣は、その免許を取り消し、又は期間を定めて理学療法士又は作業療法士の名称の使用の停止を命ずることができる。
2　都道府県知事は、理学療法士又は作業療法士について前項の処分が行なわれる必要があると認めるときは、その旨を厚生労働大臣に具申しなければならない。
3　第一項の規定により免許を取り消された者であつても、その者がその取消しの理由となつた事項に該当しなくなつたとき、その他その後の事情により再び免許を与えるのが適当であると認められるに至つたときは、再免許を与えることができる。この場合においては、第六条の規定を準用する。
4　厚生労働大臣は、第一項又は前項に規定する処分をしようとするときは、あらかじめ、医道審議会の意見を聴かなければならない。

（政令への委任）
第八条　この章に規定するもののほか、免許の申請、理学療法士名簿及び作業療法

士名簿の登録、訂正及び消除並びに免許証の交付、書換え交付、再交付、返納及び提出に関し必要な事項は、政令で定める。

　　　第三章　試験

(試験の目的)
第九条　理学療法士国家試験又は作業療法士国家試験は、理学療法士又は作業療法士として必要な知識及び技能について行なう。

(試験の実施)
第十条　理学療法士国家試験及び作業療法士国家試験は、毎年少なくとも一回、厚生労働大臣が行なう。

(理学療法士国家試験の受験資格)
第十一条　理学療法士国家試験は、次の各号のいずれかに該当する者でなければ、受けることができない。
一　学校教育法(昭和二十二年法律第二十六号)第九十条第一項 の規定により大学に入学することができる者(この号の規定により文部科学大臣の指定した学校が大学である場合において、当該大学が同条第二項 の規定により当該大学に入学させた者を含む。)で、文部科学省令・厚生労働省令で定める基準に適合するものとして、文部科学大臣が指定した学校又は都道府県知事が指定した理学療法士養成施設において、三年以上理学療法士として必要な知識及び技能を修得したもの
二　作業療法士その他政令で定める者で、文部科学省令・厚生労働省令で定める基準に適合するものとして、文部科学大臣が指定した学校又は都道府県知事が指定した理学療法士養成施設において、二年以上理学療法に関する知識及び技能を修得したもの
三　外国の理学療法に関する学校若しくは養成施設を卒業し、又は外国で理学療法士の免許に相当する免許を受けた者で、厚生労働大臣が前二号に掲げる者と同等以上の知識及び技能を有すると認定したもの

(作業療法士国家試験の受験資格)

第十二条　作業療法士国家試験は、次の各号のいずれかに該当する者でなければ、受けることができない。
一　学校教育法第九十条第一項の規定により大学に入学することができる者（この号の規定により文部科学大臣の指定した学校が大学である場合において、当該大学が同条第二項の規定により当該大学に入学させた者を含む。）で、文部科学省令・厚生労働省令で定める基準に適合するものとして、文部科学大臣が指定した学校又は都道府県知事が指定した作業療法士養成施設において、三年以上作業療法士として必要な知識及び技能を修得したもの
二　理学療法士その他政令で定める者で、文部科学省令・厚生労働省令で定める基準に適合するものとして、文部科学大臣が指定した学校又は都道府県知事が指定した作業療法士養成施設において、二年以上作業療法に関する知識及び技能を修得したもの
三　外国の作業療法に関する学校若しくは養成施設を卒業し、又は外国で作業療法士の免許に相当する免許を受けた者で、厚生労働大臣が前二号に掲げる者と同等以上の知識及び技能を有すると認定したもの

（医道審議会への諮問）
第十二条の二　厚生労働大臣は、理学療法士国家試験又は作業療法士国家試験の科目又は実施若しくは合格者の決定の方法を定めようとするときは、あらかじめ、医道審議会の意見を聴かなければならない。
2　文部科学大臣又は厚生労働大臣は、第十一条第一号若しくは第二号又は前条第一号若しくは第二号に規定する基準を定めようとするときは、あらかじめ、医道審議会の意見を聴かなければならない。

（不正行為の禁止）
第十三条　理学療法士国家試験又は作業療法士国家試験に関して不正の行為があつた場合には、その不正行為に関係のある者について、その受験を停止させ、又はその試験を無効とすることができる。この場合においては、なお、その者について、期間を定めて理学療法士国家試験又は作業療法士国家試験を受けることを許さないことができる。

（政令及び厚生労働省令への委任）
第十四条　この章に規定するもののほか、第十一条第一号及び第二号の学校又は理学療法士養成施設の指定並びに第十二条第一号及び第二号の学校又は作業療法士養成施設の指定に関し必要な事項は政令で、理学療法士国家試験又は作業療法士国家試験の科目、受験手続、受験手数料その他試験に関し必要な事項は厚生労働省令で定める。

　　　第四章　業務等

（業務）
第十五条　理学療法士又は作業療法士は、保健師助産師看護師法（昭和二十三年法律第二百三号）第三十一条第一項 及び第三十二条 の規定にかかわらず、診療の補助として理学療法又は作業療法を行なうことを業とすることができる。
2　理学療法士が、病院若しくは診療所において、又は医師の具体的な指示を受けて、理学療法として行なうマッサージについては、あん摩マツサージ指圧師、はり師、きゆう師等に関する法律（昭和二十二年法律第二百十七号）第一条 の規定は、適用しない。
3　前二項の規定は、第七条第一項の規定により理学療法士又は作業療法士の名称の使用の停止を命ぜられている者については、適用しない。

（秘密を守る義務）
第十六条　理学療法士又は作業療法士は、正当な理由がある場合を除き、その業務上知り得た人の秘密を他に漏らしてはならない。理学療法士又は作業療法士でなくなつた後においても、同様とする。

（名称の使用制限）
第十七条　理学療法士でない者は、理学療法士という名称又は機能療法士その他理学療法士にまぎらわしい名称を使用してはならない。
2　作業療法士でない者は、作業療法士という名称又は職能療法士その他作業療法士にまぎらわしい名称を使用してはならない。

（権限の委任）

第十七条の二　この法律に規定する厚生労働大臣の権限は、厚生労働省令で定めるところにより、地方厚生局長に委任することができる。
2　前項の規定により地方厚生局長に委任された権限は、厚生労働省令で定めるところにより、地方厚生支局長に委任することができる。

第五章　理学療法士作業療法士試験委員

（理学療法士作業療法士試験委員）
第十八条　理学療法士国家試験及び作業療法士国家試験に関する事務をつかさどらせるため、厚生労働省に理学療法士作業療法士試験委員を置く。
2　理学療法士作業療法士試験委員に関し必要な事項は、政令で定める。

（試験事務担当者の不正行為の禁止）
第十九条　理学療法士作業療法士試験委員その他理学療法士国家試験又は作業療法士国家試験に関する事務をつかさどる者は、その事務の施行に当たつて厳正を保持し、不正の行為がないようにしなければならない。

第六章　罰則

第二十条　前条の規定に違反して、故意若しくは重大な過失により事前に試験問題を漏らし、又は故意に不正の採点をした者は、一年以下の懲役又は五十万円以下の罰金に処する。

第二十一条　第十六条の規定に違反した者は、五十万円以下の罰金に処する。
2　前項の罪は、告訴がなければ公訴を提起することができない。
第二十二条　次の各号のいずれかに該当する者は、三十万円以下の罰金に処する。
一　第七条第一項の規定により理学療法士又は作業療法士の名称の使用の停止を命ぜられた者で、当該停止を命ぜられた期間中に、理学療法士又は作業療法士の名称を使用したもの
二　第十七条の規定に違反した者

附　則　抄
（施行期日）
1　この法律は、公布の日から起算して六十日を経過した日から施行する。ただし、第五章の規定は公布の日から、第十条の規定は昭和四十一年一月一日から施行する。
（免許の特例）
2　厚生労働大臣は、外国で理学療法士の免許に相当する免許を受けた者又は作業療法士の免許に相当する免許を受けた者であつて、理学療法士又は作業療法士として必要な知識及び技能を有すると認定したものに対しては、第三条の規定にかかわらず、当分の間、理学療法士又は作業療法士の免許を与えることができる。この場合における第六条第一項の規定の適用については、同項中「理学療法士国家試験又は作業療法士国家試験に合格した者の申請により」とあるのは、「外国で理学療法士の免許に相当する免許を受けた者又は作業療法士の免許に相当する免許を受けた者であつて、理学療法士又は作業療法士として必要な知識及び技能を有すると厚生労働大臣が認定したものの申請により」とする。
（受験資格の特例）
3　この法律施行の際現に理学療法士又は作業療法士として必要な知識及び技能を修得させる学校又は施設であつて、文部大臣又は厚生大臣が指定したものにおいて、理学療法士又は作業療法士として必要な知識及び技能を修業中であり、この法律の施行後その学校又は施設を卒業した者は、第十一条又は第十二条の規定にかかわらず、それぞれ理学療法士国家試験又は作業療法士国家試験を受けることができる。
4　この法律の施行の際現に病院、診療所その他省令で定める施設において、医師の指示の下に、理学療法又は作業療法を業として行なつている者であつて、次の各号に該当するに至つたものは、昭和四十九年三月三十一日までは、第十一条又は第十二条の規定にかかわらず、それぞれ理学療法士国家試験又は作業療法士国家試験を受けることができる。
一　学校教育法第五十六条第一項の規定により大学に入学することができる者又は政令で定める者
二　厚生大臣が指定した講習会の課程を修了した者
三　病院、診療所その他省令で定める施設において、医師の指示の下に、理学療法又は作業療法を五年以上業として行なつた者
5　前項に規定する者については、第十四条の規定に基づく理学療法士国家試験又は

作業療法士国家試験に関する省令において、科目その他の事項に関し必要な特例を設けることができる。

6　旧中等学校令（昭和十八年勅令第三十六号）による中等学校を卒業した者又は厚生労働省令の定めるところによりこれと同等以上の学力があると認められる者は、第十一条第一号及び第十二条第一号の規定の適用については、学校教育法第九十条第一項の規定により大学に入学することができる者とみなす。

◆言語聴覚士法（平成九年十二月十九日法律第百三十二号）
最終改正：平成二六年六月一三日法律第六九号

　　　第一章　総則

（目的）
第一条　この法律は、言語聴覚士の資格を定めるとともに、その業務が適正に運用されるように規律し、もって医療の普及及び向上に寄与することを目的とする。

（定義）
第二条　この法律で「言語聴覚士」とは、厚生労働大臣の免許を受けて、言語聴覚士の名称を用いて、音声機能、言語機能又は聴覚に障害のある者についてその機能の維持向上を図るため、言語訓練その他の訓練、これに必要な検査及び助言、指導その他の援助を行うことを業とする者をいう。

　　　第四章　業務等

（業務）
第四十二条　言語聴覚士は、保健師助産師看護師法（昭和二十三年法律第二百三号）第三十一条第一項 及び第三十二条 の規定にかかわらず、診療の補助として、医師又は歯科医師の指示の下に、嚥下訓練、人工内耳の調整その他厚生労働省令で定める行為を行うことを業とすることができる。

2　前項の規定は、第九条第一項の規定により言語聴覚士の名称の使用の停止を命ぜ

られている者については、適用しない。

（連携等）
第四十三条　言語聴覚士は、その業務を行うに当たっては、医師、歯科医師その他の医療関係者との緊密な連携を図り、適正な医療の確保に努めなければならない。
2　言語聴覚士は、その業務を行うに当たって、音声機能、言語機能又は聴覚に障害のある者に主治の医師又は歯科医師があるときは、その指導を受けなければならない。
3　言語聴覚士は、その業務を行うに当たっては、音声機能、言語機能又は聴覚に障害のある者の福祉に関する業務を行う者その他の関係者との連携を保たなければならない。

（秘密を守る義務）
第四十四条　言語聴覚士は、正当な理由がなく、その業務上知り得た人の秘密を漏らしてはならない。言語聴覚士でなくなった後においても、同様とする。

（名称の使用制限）
第四十五条　言語聴覚士でない者は、言語聴覚士又はこれに紛らわしい名称を使用してはならない。

◆国際連合の障害者の権利に関する決議
United Nations Resolution on the Rights of Disabled Persons
障害者の権利宣言
Declaration on the Rights of Disabled Persons
1975年12月9日　国連総会決議3447（第30回会期）

総会は、国際連合憲章のもとにおいて、国連と協力しつつ、生活水準の向上、完全雇用、経済・社会の進歩・発展の条件を促進するため、この機構と協力して共同及び個別の行動をとるとの加盟諸国の誓約に留意し、国際連合憲章において宣言された人権及び基本的自由並びに平和、人間の尊厳と価値及び社会正義に関する諸原則に対する信念を再確認し、世界人権宣言、国際人権規約、児童権利宣言及び精神薄

弱者の権利宣言の諸原則並びに国際労働機関、国連教育科学文化機関、世界保健機関、国連児童基金及び他の関係諸機関の規約、条約、勧告及び決議において社会発展を目的として既に定められた基準を想起し、障害防止及び障害者のリハビリテーションに関する1975年5月6日の経済社会理事会決議1921（第58回会期）をも、また想起し、社会の進歩及び発展に関する宣言が心身障害者の権利を保護し、またそれらの福祉及びリハビリテーションを確保する必要性を宣言したことを強調し、身体的・精神的障害を防止し、障害者が最大限に多様な活動分野においてその能力を発揮し得るよう援助し、また可能な限り彼らの通常の生活への統合を促進する必要性に留意し、若干の国においては、その現在の発展段階においては、この目的のために限られた努力しか払い得ないことを認識し、この障害者の権利に関する宣言を宣言し、かつこれらの権利の保護のための共通の基礎及び指針として使用されることを確保するための国内的及び国際的行動を要請する。

1 「障害者」という言葉は、先天的か否かにかかわらず、身体的又は精神的能力の不全のために、通常の個人又は社会生活に必要なことを確保することが、自分自身では完全に又は部分的にできない人のことを意味する。

2 障害者は、この宣言において掲げられるすべての権利を享受する。これらの権利は、いかなる例外もなく、かつ、人種、皮膚の色、性、言語、宗教、政治上若しくはその他の意見、国若しくは社会的身分、貧富、出生又は障害者自身若しくはその家族の置かれている状況に基づく区別又は差別もなく、すべての障害者に認められる。

3 障害者は、その人間としての尊厳が尊重される生まれながらの権利を有している。障害者は、その障害の原因、特質及び程度にかかわらず、同年齢の市民と同等の基本的権利を有する。このことは、まず第一に、可能な限り通常のかつ十分満たされた相当の生活を送ることができる権利を意味する。

4 障害者は、他の人々と同等の市民権及び政治的権利を有する。「精神薄弱者の権利宣言」の第7条は、精神薄弱者のこのような諸権利のいかなる制限又は排除にも適用される。

5 障害者は、可能な限り自立させるよう構成された施策を受ける資格がある。

6 障害者は、補装具を含む医学的、心理学的及び機能的治療、並びに医学的・社会的リハビリテーション、教育、職業教育、訓練リハビリテーション、介助、カウ

ンセリング、職業あっ旋及びその他障害者の能力と技能を最大限に開発でき、社会統合又は再統合する過程を促進するようなサービスを受ける権利を有する。

7　障害者は、経済的社会的保障を受け、相当の生活水準を保つ権利を有する。障害者は、その能力に従い、保障を受け、雇用され、または有益で生産的かつ報酬を受ける職業に従事し、労働組合に参加する権利を有する。

8　障害者は、経済社会計画のすべての段階において、その特別のニーズが考慮される資格を有する。

9　障害者は、その家族又は養親とともに生活し、すべての社会的活動、創造的活動又はレクリェーション活動に参加する権利を有する。障害者は、その居所に関する限り、その状態のため必要であるか又はその状態に由来して改善するため必要である場合以外、差別的な扱いをまぬがれる。もし、障害者が専門施設に入所することが絶対に必要であっても、そこでの環境及び生活条件は、同年齢の人の通常の生活に可能な限り似通ったものであるべきである。

10　障害者は、差別的、侮辱的又は下劣な性質をもつ、あらゆる搾取、あらゆる規則そしてあらゆる取り扱いから保護されるものとする。

11　障害者は、その人格及び財産の保護のために適格なる法的援助が必要な場合には、それらを受け得るようにされなければならない。もし、障害者に対して訴訟が起こされた場合には、その適用される法的手続きは、彼らの身体的精神的状態が十分に考慮されるべきである。

12　障害者団体は、障害者の権利に関するすべての事項について有効に協議を受けるものとする。

13　障害者、その家族及び地域社会は、この宣言に含まれる権利について、あらゆる適切な手段により十分に知らされるべきである。

ICIDH 国際障害分類

1. 機能障害　Impairment

知的障害	知能の障害、記憶の障害、思考の障害、他の知的機能障害
その他の心理的機能障害	意識と覚醒状態の障害、知覚の障害、情緒と意志の機能障害、行動パターンの障害
言語障害	言語の諸機能の障害、話し言葉の障害、
聴覚前庭系の機能障害	聴力の障害、その他の聴覚および平衡障碍
眼の障害	視力障碍、その他の視力および眼の障害
骨格系の機能障害	頭および体幹の機能障害、四肢の機構的および運動障害、四肢の欠損
変形による形態異常	頭部と体幹の形態異常、体幹の変形、その他の変形による形態異常
全身性、感覚性および他の機能障害	全身性機能障害、感覚障害、その他の障害

2. 能力低下　Disability

行動能力低下	認識の能力低下、関係における能力低下
コミュニケーション能力低下	話す能力低下、聞き取り能力低下、視覚能力低下
個人ケアの能力低下	排泄の能力低下、個人衛生の能力低下、着脱の能力低下、食物摂取とその他の個人ケアの能力低下
移動の能力低下	歩行の関連活動の能力低下、引きこもり状態にある時の能力低下、その他の移動の能力低下
身体配置の能力低下	家庭内での能力低下、身体運動の能力低下、その他の身体配置の能力低下
器用さの能力低下	日常活動の能力低下、手指活動の能力低下、その他の器用さの能力低下
状況の能力低下	依存と耐久の能力低下、環境上の能力低下、その他の状況の能力低下
特殊技能能力低下	職業復帰就労能力等
その他の活動の制限	

3. 社会的不利　Handicap →個人の期待される社会体験を 6 つの次元に分類した

オリエンテーションに関する社会的不利	周囲に自分を適応させること
身体の自立に関する社会的不利	習慣上の自立生活を維持すること
移動性に関する社会的不利	自分の周囲を効果的に動き回ること
作業上に関する社会的不利	個人の性、年齢、文化の通常の状態の中で一定時間従事すること
社会統合の不利	個人が通常の社会的関係に参加し、関係維持すること
経済的自立に関する社会的不利	通常の社会的経済活動と独立を維持すること
その他の社会的不利	不利から生じるその他の状況

ICF 国際生活機能分類

1. 心身機能

精神機能	
全般的精神機能	意識機能、見当識機能、知的機能、全般的な心理社会的機能、気質と人格の機能、活力と欲動の機能、睡眠機能
個別的精神機能	注意機能、記憶機能、精神運動機能、情動機能、知覚機能、思考機能、高次認知機能、言語に関する精神機能、計算機能、複雑な運動を順序立てて行う精神機能、自己と時間の経験の機能
感覚機能と痛み	
視覚および関連機能	視覚機能、目に付属する構造の機能、目とそれに付属する構造に関連した感覚
聴覚と前庭の機能	聴覚機能、前庭機能、聴覚と前庭の機能に関連した機能
その他の感覚機能	味覚、嗅覚、固有受容覚、触覚、温度やその他の刺激に関連した感覚機能
痛み	痛みの感覚
音声と発話の機能	
	音声機能、構音機能、音声言語（発話）の流暢性とリズムの機能、代替性音声機能
心血管系・血液系・免疫系・呼吸器系の機能	
心血管系の機能	心機能、血管の機能、血圧の機能
血液系と免疫系の機能	血液系の機能、免疫系の機能
呼吸器系の機能	呼吸機能、呼吸筋の機能
心血管系と呼吸器系の付加的機能と感覚	その他の呼吸機能、運動耐容能、心血管系と呼吸に関連した感覚
消化器系・代謝系・内分泌系の機能	
消化器系に関連する機能	摂食機能、消化機能、同化機能、排便機能、体重維持機能、消化器系に関連した感覚
代謝と内分泌系に関連する機能	全般的代謝機能、水分・ミネラル・電解質バランスの機能、体温調整機能、内分泌腺機能
尿路・性・生殖の機能	
尿路機能	尿排泄機能、排尿機能、排尿機能に関連した感覚
性と生殖の機能	性機能、月経の機能、生殖の機能、性と生殖の機能に関連した感覚

	神経筋骨格と運動に関連する機能
関節と骨の機能	関節の可動性の機能、関節の安定性の機能、骨の可動性の機能
筋の機能	筋力の機能、筋緊張の機能、筋の持久性機能
運動機能	運動反射機能、不随意運動反応機能、随意運動の制御機能、歩行パターン機能、筋と運動機能に関連した感覚
	皮膚および関連する構造の機能
皮膚の機能	皮膚の保護機能、皮膚の修復機能
毛と爪の機能	毛の機能、爪の機能

2. 身体構造

神経系の構造
脳の構造、脊髄と関連部位の構造、髄膜の構造、交感神経系の構造、副交感神経系の構造
目・耳および関連部位の構造
眼窩の構造、眼球の構造、目の周囲の構造、外耳の構造、中耳の構造、内耳の構造
音声と発話に関わる構造
鼻の構造、口の構造、咽頭の構造、喉頭の構造
心血管系・免疫系・呼吸器系の構造
心血管系の構造、免疫系の構造、呼吸器系の構造
消化器系・代謝系・内分泌系に関連した構造
唾液腺の構造、食道の構造、胃の構造、腸の構造、膵臓の構造、肝臓の構造、胆嚢と胆管の構造、内分泌腺の構造
尿路性器系および生殖系に関連した構造
尿路系の構造、骨盤底の構造、生殖系の構造
運動に関連した構造
頭頸部の構造、肩部の構造、上肢の構造、骨盤部の構造、下肢の構造、体幹の構造
皮膚および関連部位の構造
皮膚の各部の構造、皮膚の腺の構造、爪の構造、毛の構造

3. 活動と参加

	学習と知識の応用
目的をもった感覚的経験	注意して視ること、注意して聞くこと
基礎的学習	模倣、反復、読むことの学習、書くことの学習、計算の学習、技能の学習

ICF 国際生活機能分類

知識の応用	注意を集中すること、思考、読むこと、書くこと、計算、問題解決、意思決定
一般的な課題と要求	
	単一課題の遂行、複数課題の遂行、日課の遂行、ストレスとその他の心理的要求への対処
コミュニケーション	
コミュニケーションの理解	話し言葉の理解、非言語的メッセージの理解、公式手話によるメッセージの理解、書き言葉によるメッセージの理解
コミュニケーションの表出	非言語的メッセージの表出、公式手話によるメッセージの表出、書き言葉によるメッセージの表出
会話並びにコミュニケーション用具および技法の利用	会話、ディスカッション、コミュニケーション用具および技法の利用
運動・移動	
姿勢の変換と保持	基本的な姿勢の変換、姿勢の保持、乗り降り
物の運搬・移動・操作	持ち上げることと運ぶこと、下肢を使って物を動かすこと、細かな手の使用、手と腕の使用
歩行と移動	歩行、移動、さまざまな場所での移動、用具を用いての移動
交通機関や手段を利用しての移動	交通機関や手段の利用、運転や操作、交通手段として動物に乗ること
セルフケア	
	自分の身体を洗うこと、身体各部の手入れ、排泄、更衣、食べること、飲むこと、健康に注意すること
家庭生活	
必需品の入手	住居の入手、物品とサービスの入手
家事	調理、調理以外の家事
家庭用品の管理および他者への援助	家庭用品の管理、他者への援助
対人関係	
一般的な対人関係	基本的な対人関係、複雑な対人関係
特別な対人関係	よく知らない人との関係、公的な関係、非公式な社会的関係、家族関係、親密な関係
主要な生活領域	
教育	非公式な教育、就学前教育、学校教育、職業教育、高等教育
仕事と雇用	見習研修（職業準備）、仕事の獲得・維持・終了、報酬を伴う仕事、無報酬の仕事

経済生活	基本的な経済的取引き、複雑な経済的取引き、経済的自給
コミュニティライフ・社会生活・市民生活	
	コミュニティライフ、レクリエーションとレジャー、宗教とスピリチュアリティ、人権、政治活動と市民権

4. 環境因子

生産品と用具
個人消費用の生産品や物質、日常生活における個人用の生産品と用具、個人的な屋内外の移動と交通のための生産品と用具、コミュニケーション用の生産品と用具、教育用の生産品と用具、仕事用の生産品と用具、文化・レクリエーション・スポーツ用の生産品と用具、宗教とスピリチュアリティ儀式用の生産品と用具、公共の建物の設計・建設用の生産品と用具、私用の建物の設計・建築用の生産品と用具、土地開発関連の生産品と用具、資産
自然環境と人間がもたらした環境変化
自然地理、人口・住民、植物相と動物相、気候、自然災害、人的災害、光、時間的変化、音、振動、空気の質
支援と関係
家族、親族、友人、知人・仲間・同僚・隣人・コミュニティの成員、権限をもつ立場にある人々、下位の立場にある人々、対人サービス提供者、よく知らない人、家畜・家禽など、保健の専門職、その他の専門職
態度
家族の態度、親族の態度、友人の態度、知人・仲間・同僚・隣人・コミュニティの成員の態度、権限をもつ立場にある人々の態度、下位の立場にある人々の態度、対人サービスの提供者の態度、よく知らない人の態度、保健の専門職者の態度、その他の専門職者の態度、社会的態度、社会的規範・慣行・イデオロギー
サービス・制度・政策
消費財生産のためのサービス・制度・政策、建築・建設に関連するサービス・制度・政策、土地計画に関連するサービス・制度・政策、住宅供給サービス・制度・政策、公共事業サービス・制度・政策、コミュニケーションサービス・制度・政策、交通サービス・制度・政策、市民保護サービス・制度・政策、司法サービス・制度・政策、団体と組織に関するサービス・制度・政策、メディアサービス・制度・政策、経済に関するサービス・制度・政策、社会保障サービス・制度・政策、一般的な社会的支援サービス・制度・政策、保健サービス・制度・政策、教育と訓練のサービス・制度・政策、労働と雇用のサービス・制度・政策、政治的サービス・制度・政策

おわりに

～心ある医療人になるために～

　柳宗悦（やなぎ むねよし，1889-1961）は民藝運動を起こした日本を代表する思想家です。彼は晩年に関節リウマチで身体が不自由になりましたが、そのような状況で短文のうたを残しました。心偈（こころうた）と名付けられた短文集[1]において、最初に載せられているのが「今日モアリ、オホケナクモ」です。"オホケナクモ"とは"もったいなくも"という意味だそうですが、「朝起きて今日も生きていられる、何とありがたいことか」というような心境が伝わってきます。本書の冒頭で死生学について紹介しましたが、生きていられることに日々感謝する謙虚な気持ちは、生を充実させる力になるように思えてなりません。

　他者の命を、人生を、自分の命と重ねて考えることが理学療法ではいかに重要であるか本書を通して考えてきました。過剰な感情移入は冷静さを失わせ、適切な医療を提供できなくなることも理解しておかなくてはなりませんが、それでも他者に共感しようとする姿勢は重要です。その意味で、医療契約のもとに理学療法を提供するという殺伐とした人間関係ではなく、やはり医療においても互いを思いやり、互いの幸せ（安寧）を祈りながら接することが何より大切なのではないでしょうか。それが、日本人らしい医療であり、日本人らしい理学療法であると思うのです。

　本書を読んで、皆様に少しでも理学療法の本質について考えていただけたなら、望外の喜びです。

【文献】
1）柳宗悦：南無阿弥陀仏 付心偈．岩波書店．1986．

藤澤　宏幸

索　引

あ　行

IL運動　46
EBPT　68
医学モデル　59, 61
生きがい　84, 88-90
医業　34
医業類似行為　34
医師法　34
違法性阻却　33
医療技術短期大学部　28
医療契約　114
医療行為（医行為）　33, 34
医療制度　150-152, 154
医療保険　151
医療倫理　56
インフォームド・コンセント　33, 68, 114, 115
運動学習理論　63
運動療法　15, 16, 18
エキスパート　124
演繹　132
欧州ボローニャ宣言　26
お蔭様　99, 102
温泉療法　18

か　行

階級社会　23, 151
カウンセリング　123
科学哲学　131
各種学校　27, 28
仮説演繹法　135, 136
課題指向型アプローチ　63
家庭復帰　39
患者役割　114, 115
機会の平等　41, 48
帰納　132
機能障碍　59, 63, 67, 73
機能的制限　59-61, 63

基本的動作能力　35
義務　108, 111, 112, 114
キャリアデザイン　124
教育課程　23
極東文明　21
キリスト教　96-98, 106, 124
クナイプ　14
クリティカルパス　68
クリニカルラダー　125
啓蒙思想　109
穢れ　94, 142
結果の平等　48
権威　69
健康　40
健康増進　18, 40, 63, 141
権利　108-110, 112, 113, 118
コーチングテクニック　70
国際協力機構（JICA）　169
国際疾病分類　59
国際障害者年　42
国際障害分類　59
国際生活機能分類　61
国民皆保険　150, 153
言霊　98

さ　行

差別語　47
至高体験　89
自己決定権　114
自己実現　88, 89
死生学　79, 87
指定規則　54
社会的不利　59, 63, 115
社会復帰　39
社会モデル　52, 62
宗教　78, 94, 98, 99, 102, 142
自由　108-110, 112, 114

自由民権運動　42, 110
守秘義務　35, 115
傷痍軍人　18
情意領域　121, 122
障碍過程　61
障碍構造　67
障碍者役割　115
障碍受容　73, 75, 76, 90
障碍モデル　55, 59, 63, 67
情報収集　67
症例報告　131
人権思想　109
心的外傷　77
神道　94, 97, 101
神仏習合　96
診療報酬　153, 156, 157
水治療　13, 14, 18
推論モデル　55-58, 131
スティグマ　47
生活習慣病　19
生活の質　61, 84
精神運動領域　121, 122
世界理学療法連盟（WCPT）　164, 168
専修学校　28
専門職学位　25
操作的定義　138
蘇民将来　143

た・な行

大学院　28
大学教育　28
他力本願　100
地域包括ケアシステム　36, 165
チーム医療　68, 144, 145
治療・介入モデル（治療モデル）　56, 59, 65, 131
治療体操　16, 35
適応　74, 75
デモクラシー　109
点字　44
当道座　41

徒手療法　16
ナラティブ・セラピー　77
日本精神　87
日本理学療法士協会　115, 169
人間学　10, 55
認知領域　121, 122
能力低下　59, 115
ノーマライゼーション　45

は・ま行

パターナリズム　103, 114
パラダイム　132
バリアフリー　46
反証主義　134
ハンセン病　84, 143
ファシリテーション・テクニック　17
福祉国家　44, 52
武士道　79, 87
仏教　95-97, 100, 101
復権　39
物理療法　13, 15, 18
フランス革命　44, 109
プロフェッション　124
ポジティブ心理学　88
ポリオ　16, 18, 39
ポリテクニク　24, 25
マッサージ　16, 35, 44
名称独占　35

や・ら・わ行

欲求階層論　89
ラポート　70
理学療法士及び作業療法士法　34-36
理学療法評価　67
理学療法モデル　55, 66, 68
リスボン宣言　113
立憲君主制　111
レセプト業務　156, 157
劣等感　87, 88
労働災害　18, 19, 39

ローマ帝国　13, 14, 106
ローマ浴場　14

ロゴテラピー　11
枠組みモデル　56, 68, 120, 131, 142

[著者略歴]

藤澤　宏幸（ふじさわ　ひろゆき）

1967年	北海道登別に生まれる
1988年	北海道大学医療技術短期大学部理学療法学科卒業（理学療法士）
	登別厚生年金病院
1990年	北海道大学医学部附属病院登別分院
1999年	室蘭工業大学大学院生産情報システム専攻修了　博士（工学）
	東北文化学園大学医療福祉学部助教授
2006年	東北文化学園大学医療福祉学部教授
	東北文化学園大学大学院健康社会システム研究科教授
専　門	身体運動学
主　著	計測法入門（共著）、協同医書出版、2001年
	理学療法事典（共著）、医学書院、2006年
	運動療法学―障害別アプローチの理論と実際（共著）、文光堂、2008年
	観察による運動動作分析演習ノート（共著）、医歯薬出版、2009年
	シンプル運動療法学シリーズ―運動学テキスト（共著）、南江堂、2010年
	カウンセリング実践ハンドブック（共著）、丸善、2011年
	ヒトはなぜ坐れるのか？―比較形態学からみた身体運動と姿勢の再発見（単著）、北樹出版、2011年

理学療法の基層
――人間学としての思想に向き合うための15章

2016年9月25日　初版第1刷発行
2022年3月20日　初版第2刷発行

著　者　藤澤　宏幸
発行者　木村　慎也

・定価はカバーに表示　　印刷　新灯印刷／製本　新里製本

発行所　株式会社　北樹出版
http://www.hokuju.jp
〒153-0061　東京都目黒区中目黒1-2-6　電話(03)3715-1525(代表)

© Hiroyuki Fujisawa 2016, Printed in Japan　　ISBN 978-4-7793-0510-8
（落丁・乱丁の場合はお取り替えします）